小さなことで感情をゆさぶられるあなたへ

大嶋信頼

PHP文庫

○本表紙図柄＝ロゼッタ・ストーン（大英博物館蔵）
○本表紙デザイン＋紋章＝上田晃郷

はじめに

感情をゆさぶられてしまうことって、ありませんか？

食事中に、ちょっとした一言でムカッときてしまって、せっかく楽しんでいた気分が台無しになってしまう。

そんなに怒らなくてもいいようなことで怒りが止まらなくなってしまい、そのことを考え続けて時間を無駄にしてしまう。

突然、不安になって止まらなくなり、余計なことをしちゃったり、口に出してしまって後でものすごく面倒なことになってしまう。

みんなが怖がっていないのに、自分だけが妙にビビって、後になって悔《くや》しい思いをしてしまう。

ちょっとしたことで動揺してしまったり、自分の感情をコントロールできなくなってしまうのが、「感情をゆさぶられちゃっている」状態です。

私自身は、子どもの頃から「自分はおちょこだ！」とずっと思っていました。おちょことは「器が小さくてちょっとしたことで動揺してしまう人」のイメージです。

周りの人は同じ体験をしてもちっとも感情をゆさぶられないのに、自分はなんでこんなに泣いたり、怒ったり、怖がったりって自分の感情をコントロールできないの？　と悩んでいました。

「自分のこのおちょこの性質を取って外《はず》せるものだったら、すぐに取って外してしまいたい！」と子どもの頃からずっと思っていました。

そんな私がカウンセリングを重ね、クライアントさんと一緒に「どうして感情をゆさぶられちゃうの？」ということを考えているうちに面白いことが見えてきました。

「感情をゆさぶられる」って、まるで自分の中にコントロールできない魔物がいて、それがちょっとしたきっかけで暴れるから大変なことになる、と思っていたけれど、「え〜！　感情って魔物じゃなくて、作られたただの幻想なんだ〜！」っていうことがわかってきたのです。

感情は周りの人によって作られている幻想なので、それをコントロールしようとすればするほど現実味を帯《お》びてしまって、まるで魔物のように、暴れる生き物のように動いてしまいます。

でも、感情の正体をつかんでしまったら、「なーんだ！　こんな簡単なことで悩んでいたんだ〜！」って手品の仕掛けを知ってしまった時のような「あ〜！」という気分になります。

感情のメカニズムについては心理学や精神医学でたくさん語られていますが、「感情は幻想かも？」という面白い切り口で「感情をゆさぶられやすい」をなくす方法を、できるだけ専門的な言葉を使わずに紹介していきたいと思っています。

これまで語られてきた方法とはかなり違っているので、「え〜！　本当なの？」って思うかもしれませんが、最後まで読んでいただければ「もしかして、そうなんだ」と感じていただけると思っています。

そして、文中で紹介している方法を使っているうちに「これが感情の凪《なぎ》なのかも〜！」という自分の中の静けさを、感じられるようになっていただけたらうれしいです。

ケース01

人のちょっとした言動で怒ってしまって、いつまでも頭から離れない。

職場で同僚にあいさつをした時です。同僚は、他の人にはちゃんと笑顔であいさつをするのに、自分に対してはそっけない態度を返してくるので、次の瞬間に頭の中が「カーッ！」と怒りでいっぱいになってしまいます。

「自分が考えすぎなのかな？」とか、「自分の器が小さいからそんなささいなことで引っかかるのかな？」って思って、「気にしない！　気にしない！」って自分に言い聞かせてみます。

でも、あのそっけない態度がすぐに頭の中で再生されちゃって「ムカつく！」って怒りに取り憑《つ》かれて逃れることができなくなります。

そんな怒りが頭に充満してしまうと、目の前のことに集中できなくなります。集中できなくなると「あいつのせいだ！」とますます怒りでいっぱいになり、自分のやるべきことがちゃんとできなくなってしまうんです。

ケース02

「嫌われちゃったかな?」って不安になって余計なことをしてしまう。

相手と話をしていて、ちょっとした沈黙とか、相手の表情で「嫌われちゃったかな?」とか「相手に不快なことを言っちゃったかな?」と不安にゆさぶられてしまいます。

「相手から見捨てられちゃうかも!」という不安にゆさぶられて、頭が真っ白になってしまい、「なんとかしなければ」と焦《あせ》ってしまいます。

でも、焦れば焦るほど、余計に相手が不快になるようなことを言ってしまったり、やってしまって、「あちゃ〜!」となって、ますます不安にゆさぶられてしまうんです。

家に帰って1人反省会をしている時は「人の気持ちなんて考えないでもっと堂々としていられたらいいのに!」と思います。でも、実際に、相手と話したり、顔を合わせたりすると、どうしても「見捨てられる!」という不安にゆさぶられてしまい、落ち着きがなくなり、ソワソワしちゃって冷静に判断できなくなってしまい、後悔するようなことばかりしてしまうんです。

ケース03

「理解されていない」って感じたらものすごく不機嫌になってしまう。

相手に自分の気持ちを察してほしいのに、自分が望んでいた答えとは違ったものが返ってくると「わかってもらえない！」と感情をゆさぶられてしまい、相手にまるで子どものように、ふてくされた態度をとってしまいます。

自分が求めていることをちゃんとはっきりと言葉で伝えていないから、相手に通じていないことはわかっているんです。でも、「なんでわかってくれないの！」という悲しいような、寂しいような感情にゆさぶられて、子どもじみた、ふてくされた態度が止められなくなります。

こんな態度をとっていれば、ますます相手はこちらが何を考えているのかわからなくなり、私が求めていることをしてくれない、ということはわかっています。「ふてくされた態度をとっても時間の無駄」ということに自分でも気がついているのですが、「わかってもらえていない」という寂しい気持ちにゆさぶられて、それを止めることができません。

ケース04

つながりたい、一体感を得たいと思う人と切り離されていく。

一緒にいて楽しい人や「この人と一緒にいたら人生が豊かになるかも」という人がいます。

でも、ちょっとした会話の中で相手が「それはそうじゃなくてこうでしょ！」と軽く訂正しただけなのに「否定された」と受け取っちゃって感情がゆさぶられてしまい、それまでの〝楽しい人〟から一転して「私のことを馬鹿にしている悪いやつ！」という感覚になってしまいます。

さっきまで「会話をしていて楽しい！」と思っていたのに、怒りの感情にゆさぶられてしまって、「自分のことを下に見ているからそんなことを言う！」と相手の気持ちを勝手に想像してしまい、そこから相手の目をまともに見られなくなってしまいます。

いつも、ちょっとした一言で感情がゆさぶられて場の空気を悪くして、絶対変な人って思われただろうなと思うのですが、感情をゆさぶられちゃうと自分では止めることができなくて、同じことを繰り返しちゃうんです。

小さなことで感情をゆさぶられるあなたへ

目次

第1章 小さなことで感情をゆさぶられて困っていませんか？

……すぐ感情をゆさぶられる人は、あなただけじゃなかった

第2章 「感情をゆさぶられやすい」を、今すぐなくす方法

表情を作って、心を穏やかにしよう!!

第3章 感情に振り回される自分をコントロールするとっておきのヒント

本当は何も感じていなかった！

第4章 いつでも平静な心を保つヒント

自分の〝無敵の感情と友達になる訓練〟をする

第5章 人間関係の生きづらさを解消する暗示と口ぐせ

……人の気持ちを想像しすぎてしまうから、感情に振り回されてしまう

イラスト　坂木浩子（ぽるか）

第1章

小さなことで感情をゆさぶられて困っていませんか?

すぐ感情をゆさぶられる人は、
あなただけじゃなかった

感情をゆさぶられると、自分が本当にしたいことができなくなってしまう

感情をゆさぶられちゃうと、「この感情から逃れなければ」とテレビやインターネットで動画をだらだら観てしまったり、ゲームがいつまでもやめられなくなったり、妄想《もうそう》に耽《ふけ》ったりすることを止められなくなったりします。

気がつくと、あっという間に時間がたって、**やりたくないことをやり続けて疲れてしまい、自分が本当にしたいことができなくなってしまいます**。

ある女性は、本当は読みたい本があったのですが、パートナーの不機嫌さで感情がゆさぶられて、「なんで私に対して優しくしてくれないの！」とイライラしているうちに、本のことなんて忘れてしまって妄想に耽ってしまいます。

そのイライラ感から逃れたくて、テレビのチャンネルをちょこちょこ変えて、

不快な気分が晴れるような番組を探しますが、そんなことをやっていたら、あっという間に時間が過ぎてしまいます。

「本当は本が読みたかったのに」と後悔するのですが、毎日のようにこんなことを繰り返してしまいます。

「英語の勉強がしたい！」と思ってテキストを買ってきたものの、電車の中で隣のおじさんに肘《ひじ》をぶつけられたことで感情をゆさぶられて、その場面がぐるぐる頭の中に浮かんできてしまいます。

せっかく、勉強をして英語を身につけて新しい自分になろうと思っていたのに、薄汚れた気分になってしまい、「こんなんじゃ英語の勉強に集中できない！」と、結局インターネットで「英語の勉強の仕方」などを検索しながら、関係ないサイトまで見続けて「やっぱり自分は勉強ができない！」となってしまうんです。

そう！　いつもちょっとしたことで感情をゆさぶられて、本当にしたいことができなくなるんです。

「怒りの感情」も人から伝染してくるのかも

じつは私自身も、「自分はちょっとしたことで感情をゆさぶられちゃう器の小さい人間」とずっと悩んできました。

だから、できるだけ「どんな時でも冷静にいよう」と努力をしていました。

ある時、会議の席で突然「イライラ！」ってしてきてしまって「あれ〜？さっきまでみんなとあんなに楽しくお話をしていたのに〜！」って不思議に思ったのです。

なぜか、過去に起きた嫌なことまで次から次へと浮かんできてしまい、「あいつムカつく！」って、大昔の出来事なのに「不快な感情にゆさぶられる私」にな

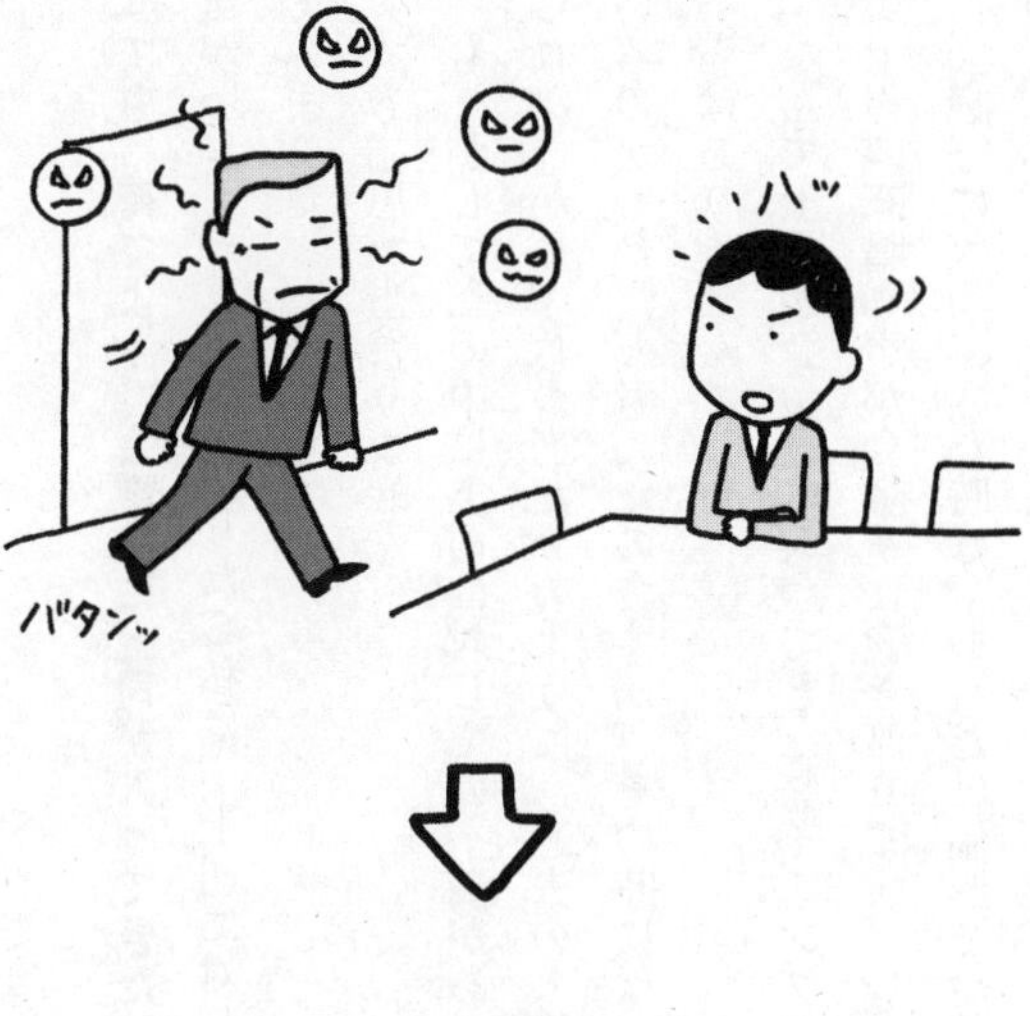

ハッ
バタンッ
あの人の怒りの感情が
うつった〜

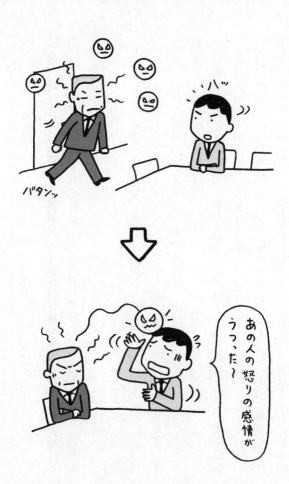

ってしまいました。

「でも、待てよ!」会議室に上司が入ってきた時に感情をゆさぶられたよな、と気がつきます。「もしかしたら私は、上司に対して怒っているのかな?」と考えてみました。

でも、思い当たりません。

もしかして私の中に上司に対しての不満があって、その不満を上司にはぶつけられないから、八つ当たりのように、過去の人物が頭の中に浮かんできて怒っているのかも?　と考えたのですが、その時には、上司に対して怒りが湧《わ》くような不満はありませんでした。

「なんで上司が会議室に入ってきたタイミングで?」と考えていたら、次の瞬間に上司の怒鳴り声が会議室に響き渡ります。

会議室に入ってきた時は、あれだけ温厚で冷静に見えていた上司が貧乏ゆすりをして、顔を真っ赤にして「何を思い上がっているんだ!　君は!」と、仕事のできない部下に突然切れたんです。

「あれ？ さっきの私の怒りって、もしかして上司の怒りがうつったの？」

「緊張している人が近くにいると、緊張がうつってしまう」という現象があります。

相手が緊張しているように見えなくても、緊張している人がそばにいると「自分もドキドキして緊張しちゃう！」という体験はありませんか？

もし緊張が人からうつるんだったら**「怒りも人から伝染してくるのかも？」**って考えてみたんです。

そして、会議が終わってから、上司の奥さんに「今朝《けさ》、上司に何かありました?」と確認してみると「今朝、夫婦でものすごい喧嘩をしたのよ!」と1時間ぐらい上司の愚痴《ぐち》を聞かされることになりました。

上司が会議室に入ってきた瞬間に、怒りの感情をもらっちゃって、「上司がイライラしている」じゃなくて「自分が怒っている!」と感情をゆさぶられてしまったのです。

脳が、相手の感情のまねをする

猿の脳に電極を刺して、猿が手を動かす時に働く脳の部位の活動を、モニターで観測する実験をしていた科学者がいました。

その科学者が、猿の目の前で手を動かしていると、猿は手を動かしていないのに、脳の神経細胞が手を動かしている時と同様の活動をしていたのです。

そこで、**「脳は相手を見ているだけで相手のまねをしている」**ということがわかりました。それが鏡のような反応をする「脳の神経細胞（ミラーニューロン）」の発見です。

脳って身体の動きだけでなく、感情もコントロールしています。そのため、相手を見ているだけで、自動的に脳内で相手のまねをしてしまうように、**もしかしたら、注目した相手の感情までまねしてしまうのかも？**と考えました。

脳は常に周りの人とつながって、コミュニケーションをとっています。人間の脳は、現代の科学では計測できない周波数で、お互いの脳とコミュニケーションをとっている、という仮説を私は立てています。

前の例でいうと、上司が会議室に入ってきた時に、上司の脳とつながった自分の脳が、勝手に「怒り」をまねしてしまって、感情をゆさぶられてしまったというわけです。

他人の怒りの感情が、とつぜん頭の中に入ってきて、簡単に感情をゆさぶられてしまうなんて、とんでもないと思いますよね。

私たちが外で仕事をしたり、人と会って話をしたりしている時に、とつぜん小さなことで感情をゆさぶられることがあります。

「どうして自分は、こんなに感情をゆさぶられやすいの？」と思ってしまいますが、それは脳が他人の感情のまねをしているからかもしれないのです。

では、一体どうすれば感情をゆさぶられなくなるのでしょうか？

それについては、第2章から具体的にお教えすることにしましょう。

その前に、まずは「なぜ、感情をゆさぶられやすい人になるの？」という点からご説明したいと思います。

感情をゆさぶられやすいのは、なぜ？
――〝基本的信頼〟が人に対して欠けているから

ある心理学者は、０歳から1歳の間に「人に対する基本的信頼が形成される」と言っていました。

ラットの実験では、この乳児期に母親や群れから離して育て、それから元の群れに戻しても仲間に入ることが一切できなくなってしまいます。

人間も同じで、乳幼児期に母親から温かく抱きしめられるという体験が足りないと、自分以外の〝人〟に対しての基本的信頼がうまく形成されないので、人に対する信頼感が欠如してしまいます。

自分以外の人を見ても「自分と同じ仲間」と感じられなくなります。仲間って思えないと、一緒にいても〝安心感〟が得られません。**〝仲間〟と認識できなく**

なってしまうと、常に人の中で緊張してしまい、ちょっとした刺激ですぐに動揺してパニックを起こしてしまうようになります。

0歳から1歳の記憶はないので、〝基本的信頼〟が形成されたか否かを確認することは困難です。

でも〝人に対する基本的な信頼〟がちゃんと形成されたか否かを確認する簡単な方法があります。

「頭の中で〝人間〟をイメージしてみましょう!」という方法です。

自分で〝人間〟の姿をイメージしてみます。

浮かんできた〝人間〟のイメージが、トイレのマークのような人間のシルエットだったり、クッキーの人型の形だったり、アニメのキャラクターだったりしたら「アウト〜!」になります。

「人に対して不信感しかありません!」という可能性がそれで見えちゃいます。

自分と同じ三次元の人間の姿がイメージできたら「基本的信頼はちゃんと幼少期に形成されました」という可能性が高くなります。

要するに〝人間〟をイメージした時に〝影〟のような存在がイメージされたら、自分以外は〝影〟のような存在としか認識できていないということです。つまり、周りにいる人を信頼できる相手と認識していないのです。

だから**「誰も、信頼して頼れる人間がいない！」**と感じて**「すべて自分でなんとかしなければ！」と気負ってしまう**わけです。その結果、ちょっとしたことで自分の許容範囲を超えてしまって、すぐに感情をゆさぶられちゃうんです。

感情をゆさぶられやすいのは、なぜ？
――「本当の自分」で生きていないから

もし、目の前にいる相手を信頼していたら、その人の前では素《す》のままの自分でいられるのでストレスは溜《た》まりません。

素のままの自分でやりたいことをやって、言いたいことを言って、〝ストレス〟を溜めないから、感情をゆさぶられることがありません。

もし、人が信用できないのだったら、人前で素のままの自分ではいられません。いつも相手から攻撃されないように自分を演じる必要があります。

すると「こんなことを言ったら馬鹿にされるかも？」とか、「こんなことをやったら否定されるかも？」と自分の言いたいこと、やりたいことを抑えているうちに、どんどん「なんで自分ばっかりが我慢をしなければならないんだ！」というストレス（怒り）が溜まってきます。

たとえば「今日は何が食べたい？」とパートナーから聞かれた時に、「あなたの好きなものでいいよ！」と相手を思いやる〝いい人〟を演じてそんなことを言ってしまう人がいます。

〝いい人〟を演じているほうが攻撃を受けにくいと思っているから、いい人を演じるのです。

相手が「じゃあ！　焼肉を食べに行こうか！」と言います。すると自分は顔を

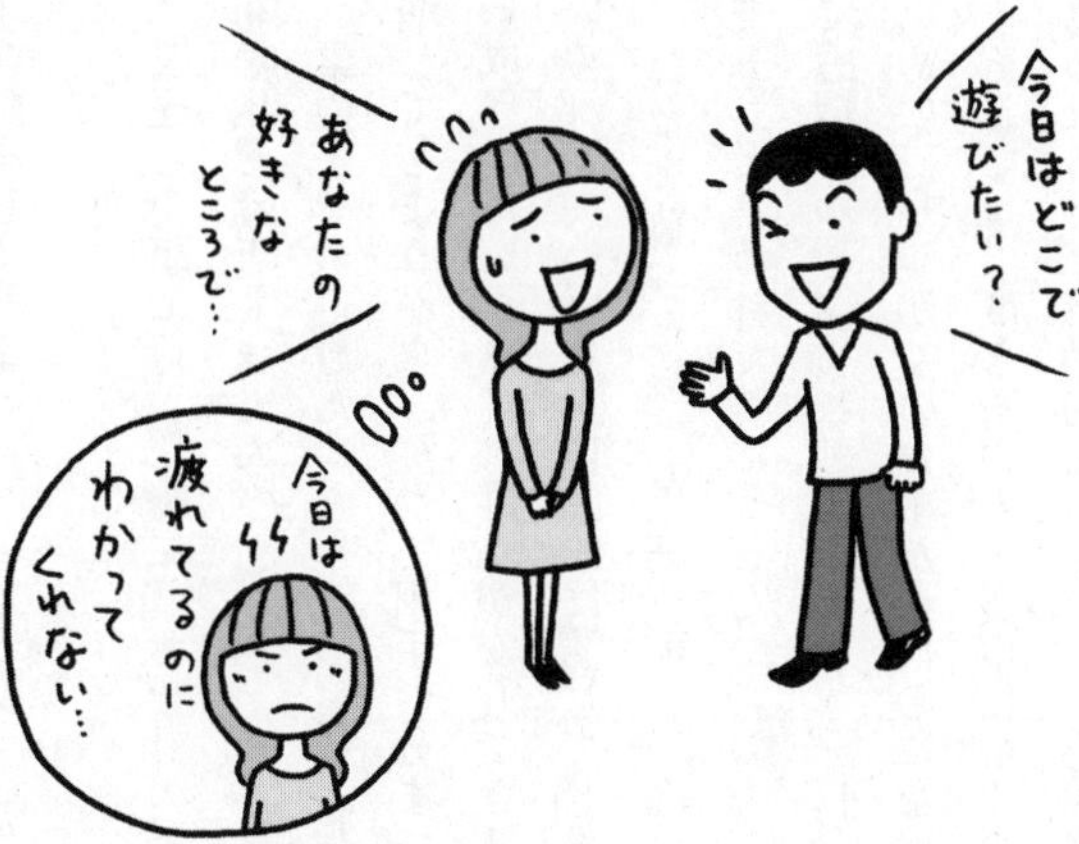
今日はどこで遊びたい？
あなたの好きなところで…
今日は疲れてるのにわかってくれない…

ひきつらせた笑顔で「いいよ！」と答えるのですが、心の中は「なんで、今朝から胃もたれがしているのに、それをわかってくれないんだ〜！」と相手に対する怒りでいっぱいになってしまいます。

そして、財布のことを気にしないで注文する相手を見て、ひきつった笑顔で「なんで私の財布のことを気にしないんだ！」と心の中にどんどん怒りを溜め込んでしまいます。

さらに、パートナーのちょっとした一言で、溜まった怒りに感情がゆさぶられ、それまでの〝いい人〟をぶち壊す言動をしてしまって、「あーあ!」という結果になってしまうのです。

友達と食事に行った時に、お会計の場面になっても、友達は酔っ払っていて財布を出そうとしません。

素のままの自分だったら、「お金を払って!」と言えるのですが、〝いい人〟を演じてしまうから、黙って相手の分までお金を払ってしまいます。基本的信頼が形成されていなくて、誰もが安心できる相手ではないので、素のままの自分ではいられず、いい人を自動的に演じてしまうんです。

お金を払った後、友達に涼しい顔で「あ! すみません、ごちそうになって!」と言われた時に「なんでこの人と一緒に食事をしたんだ〜!」という後悔で感情をゆさぶられてしまいます。自分を演じて、素のままでいられなかったがために、せっかくの食事が台無しになってしまうんです。

そして「二度とあの人と食事に行くのは嫌だ!」と思うのですが、後日、また誘われると、自動的に〝いい人〟を演じてしまい、思っていることとは裏腹な行動をとって、食事に行ってしまいます。

一緒に食事に行けば、またまたストレスが溜まってしまい、どんどん相手に対する嫌悪感が蓄積して、最後には「こんな人とは絶対に付き合いたくない！」という感じで関係を切ってしまうんです。

〝いい人〟を演じず、素のままでいられたら、ストレスを溜めて感情をゆさぶられないから、相手とも自然でいい関係でいられたのに……。

相手を信頼できずに自分を演じてしまったがために、どんどんストレスを溜めてしまい、やがて相手が真っ黒に見えて、「関係を続けるのが無理」と断ち切ってしまって、ますます人と信頼関係を築くことができなくなってしまいます。

感情をゆさぶられやすいのは、なぜ？
――本当に一緒にいたい人といないから

こうして自分を演じてストレスを溜めて、感情がゆさぶられて人間関係をぶち壊すようなことをしてしまうので、「自分なんかダメだ」と自分自身に対する評価が低くなります。

自分自身への評価が低くなるから、自分が本当に付き合いたい人を避けてしまいます。

「自分なんかダメだ」と思い込んで、自分よりもすばらしく輝いて見えてしまう相手に、妙に遠慮して近づけなかったりします。

さらに「この人との関係をぶち壊したらどうしよう？」という不安から、本当に一緒にいたい人には近づけません。

そうなると「自分に合っているのはこの程度の人」という妥協をしてしまいます。

もちろん、自分を卑下《ひげ》しているのですが、「こんな人と一緒にいたって」と相手のことも心の中で見下していて、馬鹿にしながら一緒にいることになります。

馬鹿にしながらも〝いい人〟を演じながら接しています。そして、せっかく〝いい人〟を演じてあげているのに、それに感謝をしない二流、三流の相手に対して「こんなにしてあげているのに」と、すぐに感情をゆさぶられちゃうんです。

他の人からも「なんでそんな人と付き合っているの？　ストレスになるだけじゃん！」と言われるし、自分でも重々わかっているつもりなのですが、「自分なんかどうせ嫌われちゃう」という気持ちがあるから、**どうしても本当に一緒にいたい人にアプローチすることができない**んです。

ある女性は、「自分なんかダメだ」と思っているから、デートの相手は「相手の気持ちを一切考えない人」を選んでしまいます。

その人は、パートナーから誘われて中華街にデートに行きました。でも、パートナーはせっかく中華街に来たにもかかわらず、どの店にも入らず、ただひたすら店の前を素通りして、あっという間に中華街を通り過ぎてしまいます。そして、中華街から出て入った店が、いつものファミリーレストラン。

「何のために中華街に誘ったの？」と思うのですが、呆《あき》れて言葉にもなりません。そのデートの相手は、ファミリーレストランで自分だけ中華料理を注文してさっさと食べて出ていってしまいます。

「なんで私はこんな人と付き合っているの？」と思うのですが、誘われてしまうと「かわいそう」と思ってついていってしまうのです。でも、帰ってから「なんであんな人に付き合わなければいけないの！」と、惨《みじ》めな気持ちと怒りで感情をゆさぶられて、苦しくなってしまうんです。

そして、感情をゆさぶられて怒りが満ちあふれてしまうと、どうしても後になって「相手に対して申し訳ないことをしたのでは?」という気持ちになって、「何かあの人にしてあげなければいけない」と思い込んでしまうという悪循環に陥《おちい》ります。

そんな人が感情をゆさぶられなくなっていくと、「相手がかわいそう」という気持ちでゆさぶられることがなくなり、「なんとかしてあげなければ」という気持ちに翻弄《ほんろう》されることもなくなります。

すると、自然と本当に付き合いたい人と出かけることができて、「あー! おいしいものを一緒に楽しめる!」という喜びに浸《ひた》ることができるようになります。

感情をゆさぶられる呪縛《じゅばく》から解放されて、本当に一緒にいたい人と時間を過ごしたら、「あー! こんなに人間関係って楽なんだ〜!」って感動するんです。

本当に一緒にいたい人からは、失礼なことも言われないから、感情はゆさぶられません。気を使わなくていいから、ストレスも溜まりません。一緒にいて自分の心がどんどん解放されていって、自由になっていきます。

感情をゆさぶられやすい人のパターンとは？
――人の気持ちを読み取りすぎちゃう

〝基本的信頼〟が人に対してあれば「相手も自分と同じ人間なんだ！」という認識が持てます。〝自分と同じ〟であれば相手は自分と同じように考えるし感じているはずだから、相手の気持ちを一生懸命に「読み取ろう！」と努力する必要がありません。**でも基本的信頼がない人は、相手を〝影〟とか〝猿〟と認識しているので「自分とは違う！」という前提で、相手の気持ちを一生懸命に考えなければならなくなってしまいます。**

自分の影を見ながら「この影は何を考えているのだろう？」なんて考えていた

ら怖くなってきます。

動物園で「キー！　キー！」と歯ぐきをむき出しにして叫んでいる猿を見て、その猿の気持ちを考えたら、「こいつ私のことを馬鹿にしているな！」とか、「こいつはエサを求めて私を威嚇《いかく》している！」なんてことを考えてしまいます。

相手が「自分と同じ存在」だったら、〝安心感〟があるから、相手の気持ちを想像するにしたって、猿の気持ちを想像した時のような逸脱した感情は出てきません。

でも、**「自分とは違う存在」となると「得体の知れないもの」**になってしまいますから、相手の気持ちを想像しても、おどろおどろしいものが出てきてしまって、それで余計に感情をゆさぶられてしまうんです。

だから感情をゆさぶられてしまう人は、電車に乗っていて、相手がちらっとこっちを見ただけで「私のことを気持ち悪い人だと思ってる」なんて想像してしまいます。

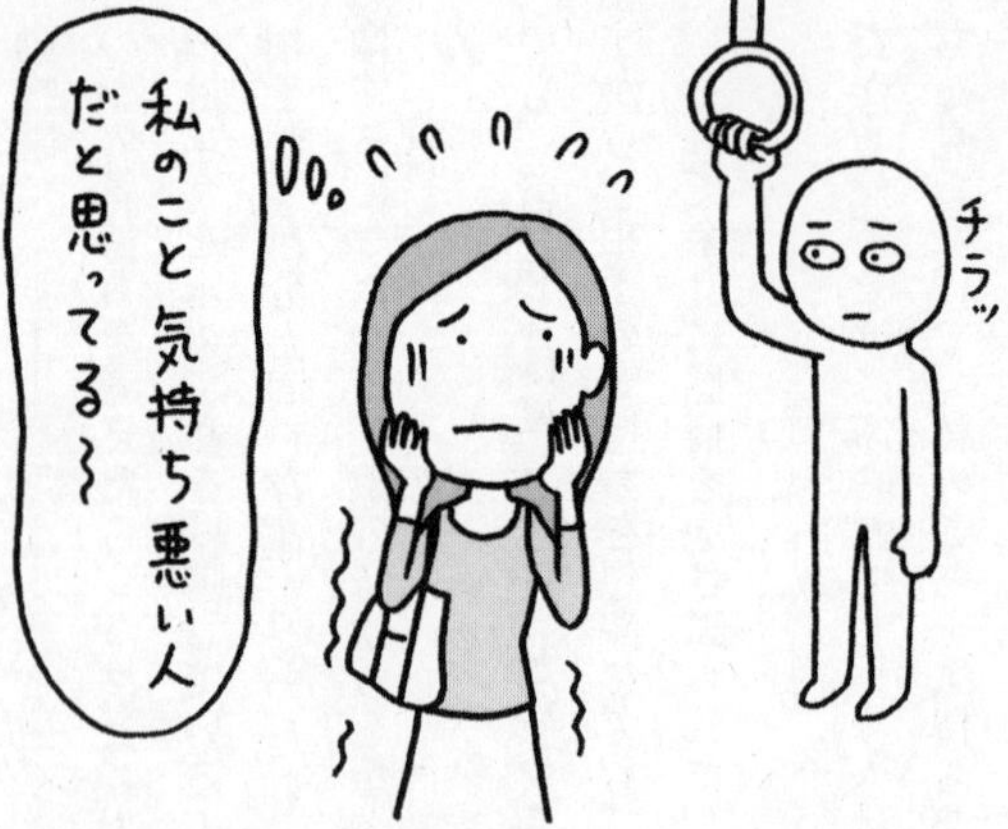

自分が自分と同じような人のことを見て「この人、気持ち悪い！」なんて思うわけがないのに、「自分と同じ人間」に見えていないから、相手からとんでもない気持ちが飛び出してきてしまいます。

道を歩いていて、前から歩いてくる人がこっちのことをよけようとしないと、「私のことをなめているからよけようとしない！」と感情がゆさぶられて怒りに満ちてしまい、ヘタをすると殺意まで湧いてきてしまいます。

自分が相手の立場だったら、前から歩いてくる人を見て「こいつはダサい

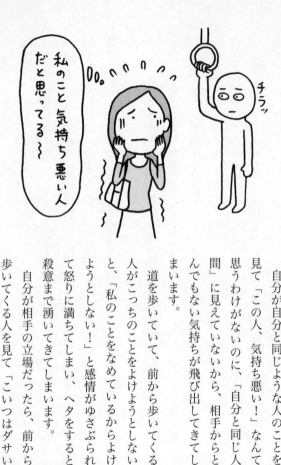

からぶつかってやれ！」とか「こいつはアホだから」なんて一瞬で判断できるわけがないのに、同じ人間と認識していないから「それができる！」と思ってしまうのが、感情をゆさぶられてしまう人の特徴なんです。

ちょっとした相手の仕草や言動で、相手の気持ちを勝手に妄想して、それに怒ったり怯《おび》えたりして感情がゆさぶられて変な行動をとってしまい、それを見た相手の反応に対してまた妄想を膨らませて最悪な気持ちになる、ということを繰り返して、現実の世界を歪《ゆが》めていってしまいます。

感情をゆさぶられやすい人のパターンとは？
――人に対して気を使いすぎちゃう

感情をゆさぶられてしまう人は、人と対等な関係になることができません。いつも**「自分より上！」**と見て過剰《かじょう》にへりくだってしまうか、**「自分よりも下！」**と見てしまって相手を見下してしまうかのどちらかになってしまいます。

「上！」に見てしまうと「この人から嫌われたくない」と相手に対して過剰に気を使って、知らず知らずのうちに媚《こ》びへつらってしまいます。ちょっとした相手の態度から相手の気持ちを想像して「相手を不快にさせたかも！」となってしまいます。

「不快にさせた私は相手から切り捨てられちゃうかも？」と〝見捨てられる不安〟に感情をゆさぶられて、頭が真っ白になってしまいます。そして、まるで下《げ》僕《ぼく》のように気を使って相手のために動いてしまうんです。

また「下！」に見てしまうと「馬鹿にされたくない！」となって「馬鹿にされないように」と相手の目を意識して、過剰に気を使ってしまいます。気を使えば使うほど「なんで気を使ってあげているのに、ちっとも感謝しないんだ！」と怒りで感情をゆさぶられます。そして、ちょっとした相手の発言で「馬鹿にされた！」と怒りに満ちてしまいますが、〝いい人〟を演じてしまうがためにその怒りを表に出せません。

そんなことを繰り返しているうちに、ストレスで感覚が麻痺《まひ》してしまい、**「自分が何を感じているかわからない！」となって、他人が目の前にいると、その人の気持ちしか考えなくなり、相手に気を使うことしかできなくなってしまいます**。

ある女性のケースでは、職場の同僚でちょっと態度がＢＩＧな人がいると、自動的に「自分より上！」と認識してしまうのか、たくさんの人がいても、その人の顔色ばかりを見て仕事をするようになってしまいました。

ある時、態度がＢＩＧな人に仕事の説明をしていて、その表情から「何を言っているのかわからないと思われているかも？」と読み取りました。そこで「なんとかわかってもらいたい！」と一生懸命に説明してしまったのです。

すると、「あんたの話はまどろっこしい！　要点だけ教えてちょうだい！」と怒られて頭の中が真っ白に。さらに、「相手から仕事ができない人と見られてしまうかも？」と不安になった彼女は、「何かお仕事をお手伝いしましょうか？」とお伺《うかが》いを立ててしまいます。

でも、相手から「自分で考えて仕事をやってちょうだい！」と冷たく返されて、ますます頭の中が真っ白になり、自分の仕事にまったく集中できなくなってしまったのです。

こんなふうに相手に気を使えば使うほど、感情をゆさぶられて仕事ができなくなり、相手からの評価も低くなる、という悪循環に陥ってしまいます。

感情をゆさぶられやすい人のパターンとは?
——その場で言いたいことが言えない

すぐに感情をゆさぶられてしまう人は、「こんなことを言ったら相手が傷つくだろうな!」とか「こんなことを言ったら相手が怒るだろうな」と、勝手に相手の気持ちを想像し、相手に気を使ってしまい、その場で自分の思っていることを相手に伝えられません。

自分が思っていることを相手に話して、**相手が傷ついたり怒ったりした時の状況を想像するだけで感情をゆさぶられてしまって伝えることができなくなる**のです。

ある男性が、仕事で疲れて「あー、お腹空《す》いた!」と食事を楽しみに帰宅したところ、「あ！ 食事の用意を忘れた！」とパートナーが〝忘れ物でもしたかのような体《てい》〟であっけらかんと言いました。

「仕事で疲れて帰ってくるんだから、少しは気を使ってくれよ！」と頭の中で思っているのですが、「いつも何もしていないみたいな言い方をしないでよ！」と怒りまくるパートナーの姿が頭に浮かんできて、感情をゆさぶられた彼は、「そんなこと言えない！」となって言葉を呑《の》み込んでしまいました。

言葉を呑み込んでしまうと、のんびりと食事の用意をしているパートナーにイライラしてきてふてくされた態度になってしまいます。それを感じたのか、パートナーもイライラしだして料理がいい加減になります。

食べてみると塩がまったく効《き》いてなくて味がありません。「なんでちゃんと味見をして作らないのかな？」と頭の中で思っているのですが、「せっかく一生懸命に作ったのに！」と泣くパートナーの姿が浮かんできて、感情をゆさぶられた結果「言えない」となります。

なんだか惨めな感情にゆさぶられた彼はお風呂に入っているうちに「誰も自分

のことをわかってくれない」と涙があふれてきてしまいました。

そんな時、誰も信じることができないし、誰にも頼ることができない、と思ってしまうので、ますます自分の気持ちや自分の言いたいことを誰にも伝えられなくなります。

そうして、どんどんストレスが溜まり続けて眠れなくなり、精神的に不安定になったり、体調を崩してしまうのが、感情をゆさぶられてしまう人のパターンだったりするのです。

自分が悪いから仕方ないと思い込んでいない？
——「昔から自分は動揺しやすいから」

私は、子どもの頃に「お前はちょっとしたことですぐにメソメソする！」と親から怒られていました。すぐに動揺して涙があふれてしまうのをなんとかこらえようとするのですが、それがどうしてもできずに涙が出てきて嗚咽《おえつ》が止まらなくなって、父親から引っぱたかれていました。

泣きながら**「なんで自分は感情がコントロールできないんだろう？」**とずっと悩んできました。

成長してやっと人前で涙を流すことはなくなったのですが、あの涙の状態は今も自分の中にあるのです。ちょっとしたことで、すぐにビビって感情をゆさぶられてしまう自分。

道を歩いていて前から怖いお兄ちゃんが歩いてくると、内心ではガタガタ震えてビビってしまう自分がいて、それも「情けない！」と思うのですが、コントロールができません。

誰かを食事に誘って「今日は予定があるから」と言われただけで、すぐに感情をゆさぶられて涙目になってしまう情けない自分がいるのにどうすることもできないのです。

子どもの頃からあのメソメソしてしまう自分は変わっていない、と心の中では思っています。

それを見せないように一生懸命に自分を演じて、強く見せようとしているのですが、感情をゆさぶられてしまう本質は変わらない、と思っていて、「そんな自分は情けない」という思いが抜けません。

「気にしないようにしても、人のことがすぐに気になってしまうから」

このように、ちょっとしたことで感情をゆさぶられてしまうのは「相手の気持ちを考えてしまうから」というのが原因です。

怖いお兄ちゃんが前から歩いてきた時に「あいつは生意気でいじめやすいやつ

だ！」とあのお兄ちゃんから思われたかも？　などととっさに考えてしまい、「怖い～！」と感情をゆさぶられてしまうのです。

同僚を誘って断られた時も「気持ち悪いあんたなんかに誘われたくないから！」と思われているかも？　と考えてしまうから、感情をゆさぶられて涙目になると知っているんです。

でも、**気にしないようにしてもすぐに人のことが気になってしまって、とっさに人の気持ちを考えることがやめられない**んです。

電車に乗っていても、目の前に立っている人がちらっと自分を見て目をそむけたのがわかると、「私のことを変な人って思ったかも？」なんて考えてしまいます。さらに、「隣の人は私のことを弱虫と思って馬鹿にしてるから足を広げて座っているのかも？」なんて考えがすぐに浮かんできて、それをやめることができません。

目を閉じていれば周りの人のことが気にならなくなって人の気持ちを考えないですむかも？　と思って目を閉じると、今度は職場のあの人のことが浮かんできてしまいます。

「あの人は私が仕事ができないからってなめているかも？」などと考えて感情をゆさぶられてしまい、目を閉じたとしても暗い気持ちに沈んでいってしまいます。

自分で気にしないようにしてもすぐに人のことが気になっちゃって、どうしてもそれがやめられません。

自分自身子どもの頃から、「不機嫌になった両親から怒られないように、両親の気持ちを常に考える」ことに始まり、「学校で嫌われないように」とか、「大人から嫌われないように」とか、人の気持ちばかりを気にするようになってしまいました。

でも、家でも学校でも相手の気持ちを考えれば考えるほど、私は「嫌われているんじゃないか？」という気分になって緊張してしまいます。緊張すればするほど、他の人みたいにみんなと仲良くなれません。

だから、人のことを気にしないでいられるようになりたい、人の気持ちを考えるのをやめたい、とずっと思ってきたのですが、自分がビビりだからか、人の気持ちを気にすることがやめられないのです。

「両親と同じ失敗をしてしまっているから」

両親からは「いつも人の気持ちを考えて行動しなさい！」と注意されてきました。たしかに、両親も人の気持ちを考えて「かわいそうな人！」と相手の気持ちになることで感情がゆさぶられて、相手を助けるのですが、結果的に相手から感謝されるどころか裏切られる、ということを繰り返していました。

それを見ていて、「相手の気持ちを考えて感情をゆさぶられて不快な目に遭《あ》う

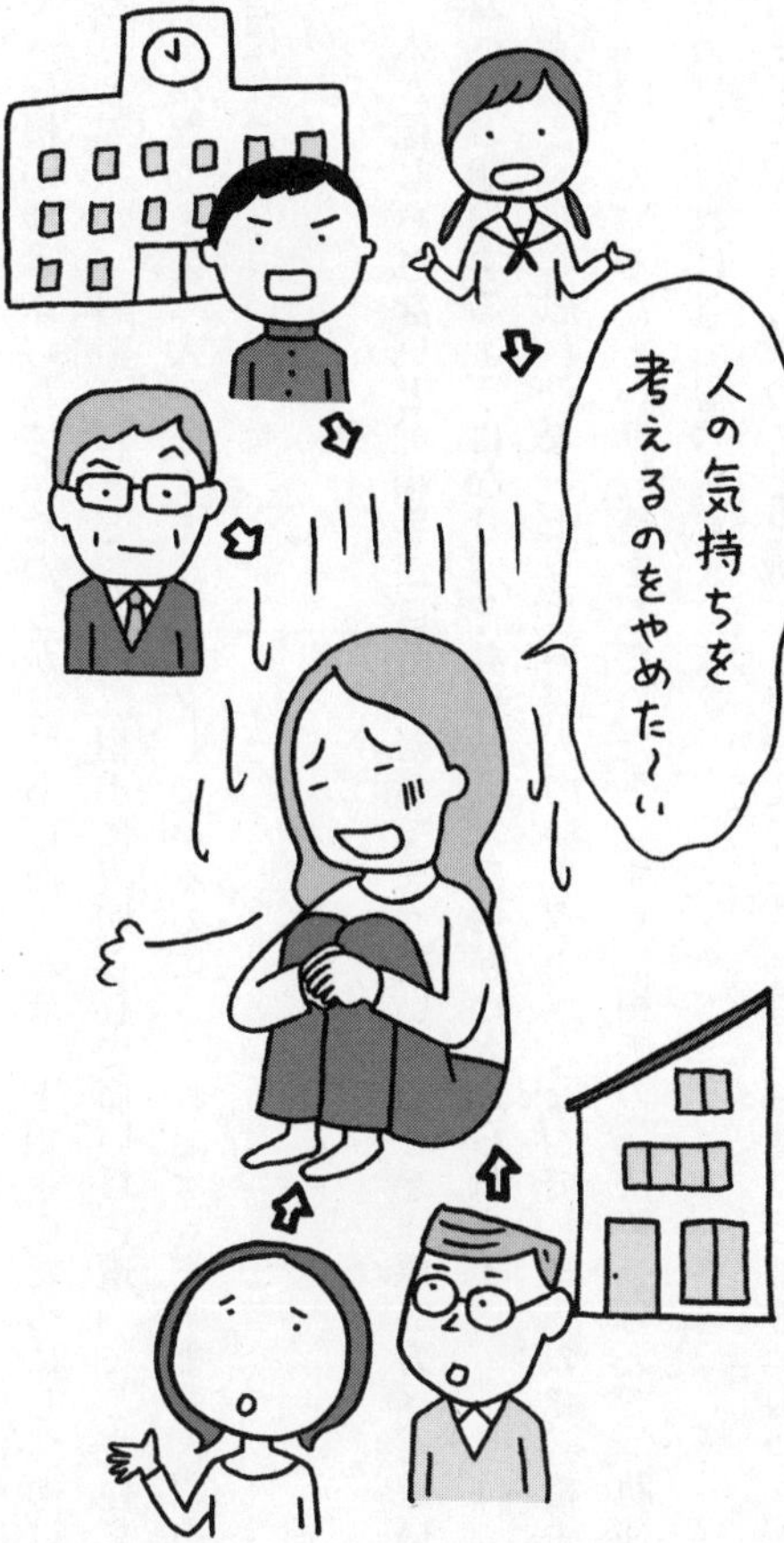
人の気持ちを
考えるのをやめた〜い

のは嫌だな～！」とずっと思ってきたものです。
でも、気がつけば、自分も両親と同じことをしています。相手の気持ちを考えて、感情がゆさぶられて「なんとかしてあげなければ」と相手のためにしてあげる。ところが、感謝されるどころか、相手に裏切られて痛い目に遭ってしまいます。ただでさえ、人が怖くてビクビクしているのに、これでは、ますます人間不信になってしまいます。

人が信じられないと、相手が自分に対して思っていることを「悪い方へ、悪い方へ」と想像するようになり、それに怯えて感情がゆさぶられます。

すると「悪く思われないようにいい人でいよう！」となってしまうので、相手が「困っている」という表情をしていたら、すぐに相手の気持ちを考えて「助けてあげなければ」と思ってしまいます。
さらに、いつも人のことを気にして怯えているから、ちょっとでも「困った」という顔をしている人がいると、感情をグワングワンゆさぶられて、手を差し伸べてしまい、両親と同じ失敗を繰り返す自分のことがますます嫌になってしまうのです。

つながりたくない人とも、つながってしまう社会

情報社会では常に「誰かから批判されているかも？」と思えてしまって、たえず緊張してしまいます。

さらに外に出ても、緊張している人のそばにいると、もっと緊張してしまいます。

なぜなら、脳が自動的に緊張している相手のまねをしてしまい、相手と同じ緊張状態になってしまうからです。

この"**相手の緊張状態をまねてしまう**"というのが脳のネットワークで自動的に行われるのならば、電車に乗っていても乗客の脳とつながって、その人たちの感情に影響されてしまいます（人の脳と脳は、無線LANのように、お互いにコミュニケーションをとっているという仮説を立てています）。

すると、突然、不快なことを思い出して嫌な気分になったり、ちょっとしたことで電車の中でイライラしてしまったり、ということで感情をゆさぶられてしまうのです。

電車に乗っている人がみんな心穏やかな人だったら、穏やかないい影響を受けるのかもしれません。

でも、みんなの表面は一見穏やかに見えても、中身はみんな同じ。人からの批判や否定で感情をゆさぶられていて頭の中はドロドロ状態です。電車の中は不快な感情が渦巻いていたりします。

だから、その電車に乗っただけで感情をゆさぶられて、不快感にまみれてしまうのです。

つながりたくないと思っていても、周りの人たちの不快な脳とつながって、いつでも不快感の中に引きずり込まれ、感情をゆさぶられてしまう……。

自分が「感情をゆさぶられないように」といくら気をつけていても、自分では容易にコントロールできない時代になってきているということです。

みんな、ふたを開けたらぐちゃぐちゃだった

心理学を勉強している大学時代に「こんなちょっとしたことで感情がゆさぶられてしまう自分は醜《みにく》い」と悩んでいました。

先生に「君はもうちょっとちゃんと教科書を読み込む必要があるね」とみんなの前で言われたことで感情がゆさぶられてしまい、「自分はダメなんだ～！」とくよくよ悩んで教科書を読むことに集中できなくなりました。

そして、試験の直前になって慌てて教科書を読むのですが、結局「まただよ！」という散々な試験結果になったものです。

学食で一緒に食事をしていた友達が、いつの間にか違うグループに移って楽しそうに会話をしているのを見ると、「また、嫌われちゃったよ！ 自分が醜い存在だから」とくよくよと悩んでいじけていました。

ちょっとしたことで感情をゆさぶられてしまうというのが勉強ができない

言い訳になっているのかも？　と思いつつも、「じゃあ、なんで、すぐに感情がゆさぶられて勉強ができなくなるんだろう？」ということに悩んでいたのです。

何日も徹夜をして勉強をしても成績が上がらず、本当に苦しんでいた時に、寮の仲間が何かを察してか、私の部屋に来て映画に誘ってくれたんです。

でも、とても勉強が追いつかないから無理だ、と伝えたら、みんなが「そんなにいつも勉強しているのになんで追いつかないんだ？」と質問をしてきました。

その質問をされた時に泣きたくなりました。でも、それをこらえて「嫌なことが次から次へと頭の中に浮かんできて勉強に集中できないんだ！」と正直に伝えました。教授の態度とか、周りの友達の言動などに感情がゆさぶられて、そればっかり考えてしまって、集中できない自分がダメなんだ、と伝えたんです。

すると、寮の連中は「俺もそうなんだ！」と、彼女とのことで頭がいっぱいになって勉強が手につかなくなる、とか、両親との葛藤《かっとう》がしょっちゅう浮かんできてしまって気が変になる、なんて話してくれたんです。

みんなの話を聞いていると涙があふれてきました。**「自分だけじゃないんだ！」**と。**みんな頭の中はぐちゃぐちゃしていた仲間なんだ！**と。初めて〝仲間〟と思えた瞬間でした。

そのことがきっかけで、それまで「自分だけが、ちょっとしたことで感情をゆさぶられてしまうダメなやつ」とずっと思っていたのに、「みんな同じなんだ〜！」と思えるようになって、感情をゆさぶられても不思議と勉強に集中できるように変わっていったんです。

第2章

「感情をゆさぶられやすい」を、今すぐなくす方法

表情を作って、
心を穏やかにしよう!!

感情は周りの人の暗示で作られてしまう

朝から調子が結構よかったのに、職場に着いたら同僚から「なんかちょっと顔色が悪いんじゃない？」と言われたとします。

すると、その途端「あれ？　ちょっと最近、寝不足なのかな？」と実際に調子が悪くなってしまうことがあります。さらに同僚から「ちょっと無理しすぎてるんじゃないの？」と言われると、「そう言われてみると身体がだるくてちょっと熱っぽいかも？」なんてことになってしまうのが**〝暗示〟の力**です。

同僚に暗示をかけられた私は、「あ〜、なんだか疲れすぎで風邪を引いたかもしれない！」と息苦しくなり、「今日は仕事が続けられない」と思って、病院に行きます。

病院に行き待合室で座っていると、だんだん同僚からの暗示が解《と》けてきて「あれ？　もしかして気のせいだったかも？」とさっきまでの症状を疑い始めます。そして、診察を受け、お医者さんから「なんともありませんね！」と言われた瞬間に「やられた！　暗示をかけられて病気になっちゃった！」と後悔します。

人って、人の言葉で簡単にだるくなったり、苦しくなったり、辛《つら》くなったりしてしまいます。

でも、相手は「こいつに暗示をかけて辛くさせてやろう～！」と思ってやっているわけではありません（たぶん）。

朝のコミュニケーションで「優しい私は、あなたのことを気遣ってちゃんと見てますよ！」という意図で、「調子悪そうだけど大丈夫？」と心配そうに声をかけているだけなんです。でも、私たちはその言葉の暗示にはめられて「そうかな？」と思った瞬間から自分で症状を作ってしまうんです。

「感情」も同じように、相手の言葉によって簡単に作られてしまいます。

ちょっと真面目な顔で真剣に何かを考えていたら、その表情を見て「イライラしているでしょ！」と言ってくる人がいます。

「いや、別にイライラなんてしていませんけど」と答えます。「でも、やっぱりイライラしているでしょ！」と言われると、本当にイラッとしてきて「だから！イライラなんてしていないですよ！」と口調が怒りっぽくなってしまいます。

「ほら！やっぱりイライラしているじゃない！」と言われて「あんたがしつこいからイライラするんでしょ！」となるのですが、「やっぱり人の言葉で感情は作られるものなんだな〜！」と思った瞬間でもありました。

人は、相手のちょっとした表情から「この人は怒っている！」とか「この人は悲しんでいる！」などと読み取ってしまいます。相手が勝手に読み取った感情は間違っていることも多いのですが、自信を持って「今、怒っているでしょ！」と言われてしまうと、その感情が勝手に自分の中で作られてしまい、「あれ？いつの間にか感情をゆさぶられている！」となってしまうのです。

表情を作って、感情に振り回されなくする方法

相手から「動揺しているでしょ！」と言われた時に「そんなことないよ！」と言葉で否定しても、「そんな負け惜しみを言って！」と切り返されてしまうと、まんまと相手の暗示にかかってしまいます。

そして、「もしかしたら動揺しているのを隠しているのかも？」となってしまいます。言葉の暗示って意外と強烈なんです。そして、否定すればするほど、その暗示にはまってしまうという、厄介な特徴があります。

言ってしまえば、**相手に「あ！　この人は動揺している！」と思われてしまった瞬間から〝暗示〟は始まっていて、その暗示から逃れるのが難しくなってしまう**のかもしれません。

脳はいろいろな人とつながってコミュニケーションをとっています。そして自動的に他人の脳をまねてしまうために、自分にとってマイナスの感情も勝手に流れ込んでしまうと考えられるのです。

では、「どうすれば、相手の暗示から感情をゆさぶられずに冷静でいられるようになるの？」ということになります。

そこで出てくるのが、「相手の暗示をうまく利用して感情に振り回されなくなる方法」です。

それは**「表情を作っちゃおう！」というテクニック**です。

人は、相手の表情から「こんな気持ちなのかな？」と感情を予測して、目の前にある状況で勝手にストーリーを作ってしまいます。

たとえば会議の前に、上司が真剣な顔で資料を読んでいたとしたら、その表情を見た部下が「私たちの成績が悪いから不満なのかもしれない」と思っただけで、〝不満〟という暗示を上司に入れてしまいます。

別に上司は怒っているわけでもなく、ただ、前日に夜遅くまで本を読んでいて、目が疲れていただけ。

なのに、部下たちが「怒っているかも？」というようにイメージして、何人かでその噂《うわさ》を広めていくと、上司は「なんだかだんだんイライラしてきた！」という感じになってしまいます。

暗示を入れられた上司は、だんだんと本当にイライラしてきて、貧乏ゆすりをしてしまいます。すると部下が「やっぱり怒っている！」と怯えた態度をとるので、上司は「お前たち！　何をやっているんだ！」と感情をゆさぶられてしまい、言いたくないことを言ってしまうという悪循環に陥ってしまうのです。

そこで、相手の暗示をうまく使って感情に振り回されない方法となる**「表情を作っちゃおう！」**を使ってみます。

たとえば、資料を読んでいる時に**〝笑顔！〟**を作ります。

この時、部下が見ているか見ていないかは関係なく、ただ〝笑顔！〟を作ってみます。

〝笑顔〟を作る時は極端なほうが効果的なので、トランプのジョーカーをイメージして極端な表情を作ってみます。

「え〜？　そんな極端な表情を作って変に思われないの？」と疑問に思うかもしれませんが、これは、極端な表情でないと相手には伝わらない、というのが一つの理由です。最初のうちは「なんだ？　あの変な笑顔は？」と思われるでしょうが、すぐに相手は慣れてしまうので大丈夫です。

すると、部下たちは「いいことがあったのかも」と〝笑顔〟から勝手に予測してくれます。その結果、部下たちの〝いいことがあった〟というのが暗示として伝わってきて、仮に不快な気分があったとしても「あれ？　気分的に楽かも」となるのです。

〝笑顔〟を作っただけで、こんなに気分が軽くなるとわかれば、会議の前に重苦しい、億劫《おっくう》な気持ちになっていたのもすべて部下からの暗示だった、ということに気がつくでしょう。そしてさらに、職場で〝笑顔！〟を作っていると、これま

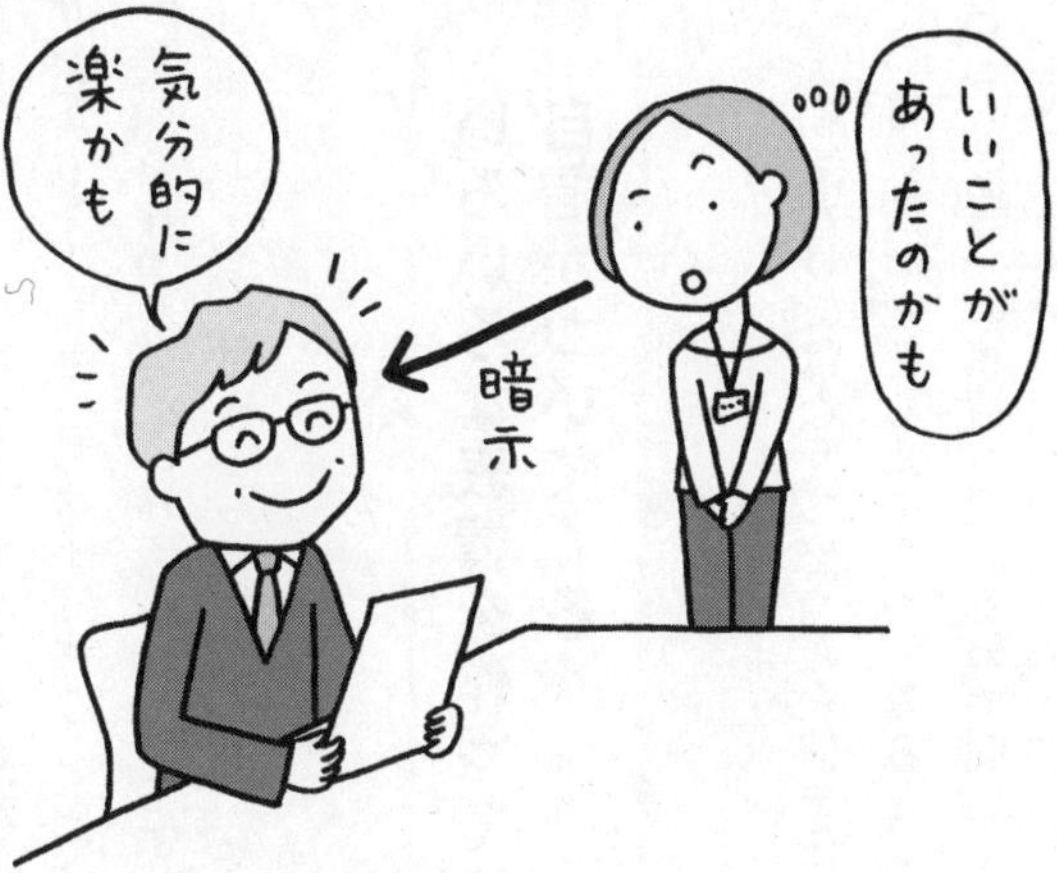
気分的に楽かも
いいことがあったのかも
暗示

で違って頭が働くようになり、「いつもよりも資料の内容が的確に把握できているかも！」と変わってくるから面白いんです。

以前は、資料を頭に入れようとしてもちっとも入ってこなくて、「あいつらの資料の作り方が悪い！」と思っていました。でも、それは部下から「あの上司は資料がちゃんと読めていなくて、仕事を把握できていないからイライラしている！」と暗示を入れられていたから。

〝笑顔〟で読んでいると、部下たちが「僕たちの仕事を理解して喜んでくれているかも〜!」と思うので、それが〝暗示〟となって、自分に対して「頭がクリアかも〜!」と感じるようになるんです。

笑顔を作ってみるといろいろなことが変わっていくので、「人の暗示ってすごいな〜!」って思えるんです。

いろいろな表情を作ってみると、自信がついてくる

〝笑顔〟だけではなくて怒った表情を仕事中に作ってみたり、深刻に何かを考えている表情などをあえて作ってみると、周りの反応がそれに伴って変わり、それとともに自分の感情も変わるので面白くなってきます。

極端な笑顔の表情を作っているだけで、人が寄ってきて「なんか楽しそうです

ね！　何かいいことあったんですか？」と聞いてきたりします。そんなふうに近寄ってきて言葉がけをされると、自分のテンションが不思議と上がって、やる気が増します。

眉間《みけん》にしわを寄せて怒っている表情を作っていると、人は近づいてこなくなり、「なんかイライラしてますか？」とビクビクしながら聞いてきたりします。そんな言葉をかけられると「もしかしたら本当にイライラしていたかも」と思えてくるから不思議です。

イライラしてきても、実際は相手を翻弄するために作っている表情なので、それに引っかかってくれて「しめしめ」と笑いたくなるんです。さらに、その笑いをこらえながら演じ続けていくと、感情をゆさぶられなくなってきたかも？　と思えてきます。

悲しいことを思い出して〝**悲しい表情**〟を作ってみると、人が妙に優しく近づいてきて「何か大変なことがあったんですか？」と聞いてきたり気を使ってくれるようになりがちです。気を使われてしまうとなんだか弱々しくなった気分になり、人に頼りたくなってしまうんです。

表情を作ることで、若干悲しい気持ちにもなるのですが、その表情を他者が読み取って「大丈夫ですか？」なんて声をかけられたら、本当に悲しい気持ちが自分のものになってしまって感情をゆさぶられちゃうんだな、ということを実感できます。

こうしていろいろ表情を変えて実験してみると、**「あ！　感情をゆさぶられやすいと思っていたけれど、それは相手が私の表情から勝手に感情を読み取って暗示を入れられていただけなんだ！」**ということが見えてきます。

周りの人が私の表情から勝手に私の感情を間違って読み取って解釈したものが、いつの間にか自分の本当の感情になってしまったということがわかるようになってきます。

まさに他人に感情をぐらぐらとゆさぶられていただけ。

何も感じていない時に、ただ表情を作っているだけなのに、人は、私の作って

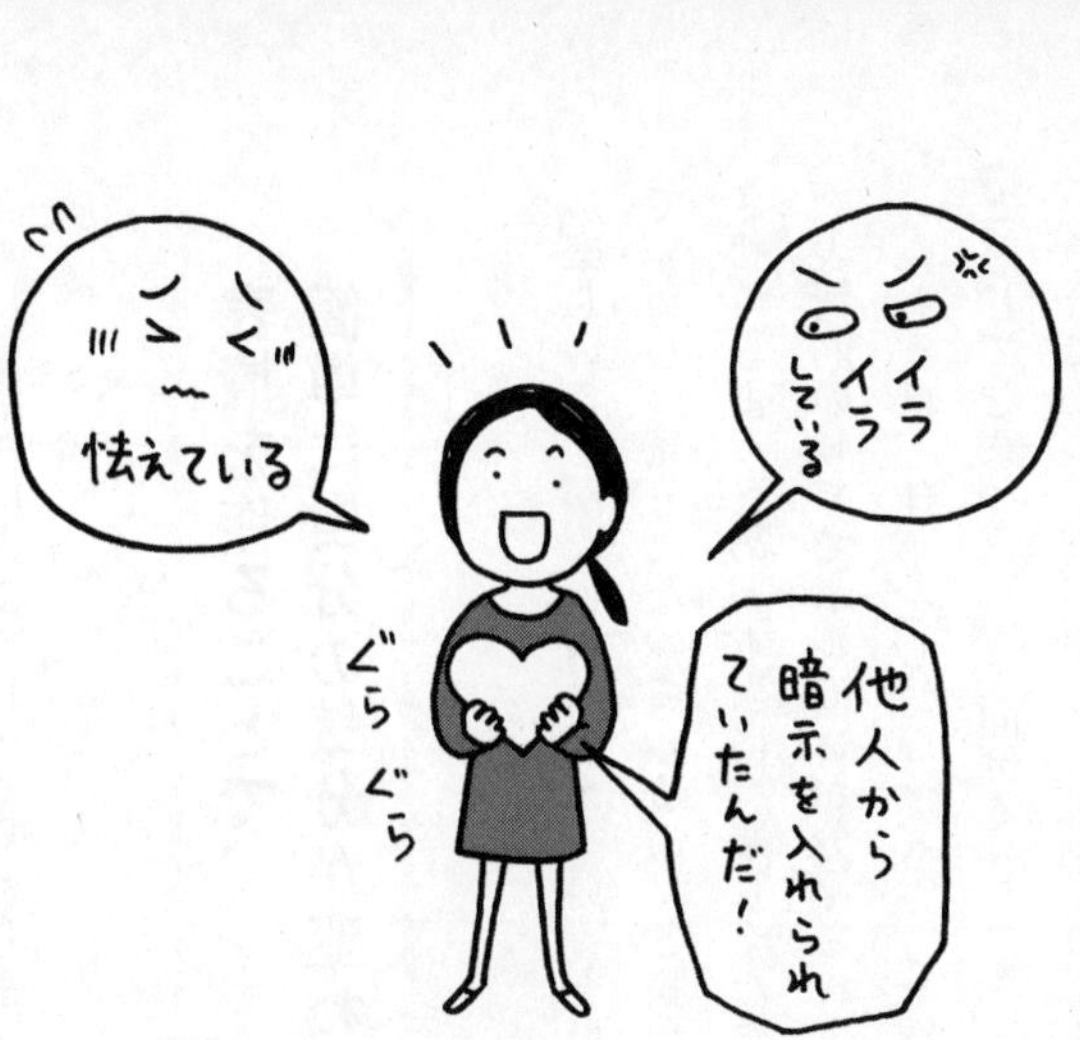

怯えている
イライラしている
他人から暗示を入れられていたんだ！
ぐらぐら

いる表情からいろいろなドラマを想像して「イライラしている」とか「動揺している」「怯えている」なんて感情を作り出し、こちらに暗示をかけてしまうのです。

でも、こうして「表情を作っちゃおう！」を何度もやっているうちに、意外と私って感情をゆさぶられない人なのかも？　という自信がついてきます。

周りの人の〝暗示〟に振り回されていたから「感情をゆさぶられやすい」と思っていただけだ、と感情のゆさぶられやすさのカラクリが見えてきたら、自分に自信が持てるようになり、さらに感情をゆさぶられにくくなります。

表情を作ることで、簡単に自分の気分が変わっちゃう！

「楽しいことがなければ笑えない」というのは一般常識ですが、笑顔を作ることで「楽しい気分になっている！」と脳が勘違いして〝楽しい〟のホルモンを分泌させてしまうため、本当に「楽しくなってきたかも！」という気分になります。

表情筋の動きでホルモンが分泌されて、簡単に気分を変えることができます。

たとえば、仕事をしていても、「この人と話をするの面倒くさいんだよな！」と感じてしまったら、「面倒くさい！」という表情が全面的に出てしまいます。

それによって、相手も「ぐちぐちぐちぐち」と本当に面倒くさいことを言ってくることになるので、結局感情をゆさぶられてしまいます。

そこで、「面倒くさい！」と思った瞬間に〝笑顔！〟と思いっきり口角を上げて、その人の話を聞いてみると「あれ？　この人って結構意味があることを言っているかも？」と思えるから不思議です。

〝面倒くさい！〟という表情の時は集中力のホルモンは分泌されませんが、〝笑顔！〟を作った時に、集中力を生み出すホルモンが分泌されるので「笑顔を作ったほうが内容を理解できるかも？」となるのです。

さらに、その人の話を極端な笑顔を作って聞いていると、それまで「絶対にこの人とは仕事をしたくない！」と思っていたのが、「この人と仕事をしていても楽しいかも！」と思えてくるから不思議です。

表情筋に刺激されるホルモンの分泌で想像力が豊かになって、相手との一体感も得られやすくなるのです。

「なんだかやる気がないな！」と思ってだらけた気分になっている時も、極端な笑顔は有効なのですが、そんな時には、口元の筋肉をきゅっと締めて瞼《まぶた》と目に力を入れて〝真剣な顔！〟も作ってみると興味深いです。表情筋に刺激されてホルモンが分泌され、集中力が上がった感じがして、それまでのボーッとしていた意識が、だんだんクリアになっていき、集中力が上がってきて「やる気がない」という感覚がなくなっていきます。

人によって差はありますが、怒っている表情を作ると〝緊張のホルモン〟が分泌されて心臓がバクバクしてきます。表情を作っているだけなのに、血圧が上昇していているような感じになり、テンションが上がってきます。

怒りの表情を作って、テンションを上げたら、今度は〝笑顔！〟を作ってみると、一気に心拍数が下がっていくように安定するので、「表情から分泌されるホルモンって面白い！」となるはずです。

極端な表情を作って、その感情に浸ってみると面白い

ある方が、職場の「あの人のことがものすごく嫌！」なのにしょっちゅう思い出してしまう、と相談にいらっしゃいました。

その方に、鏡の前で〝嫌悪感！〟という表情を作る練習をして、その不快な人を思い出したら、思いっきり〝嫌悪感！〟の表情を作ってその感情に浸ってみてください、とお願いしました。

すると、その方は「あれって面白いですね！」と笑顔で報告してくださいました。表情を作って嫌悪感に浸り続けようとしても、浸ることができなくなり、表情を作るのに疲れてきた頃に「あいつも結構いいやつなのかも？」と思えてきてしまったそうです。

そして、職場に行っても、以前は「気持ち悪い顔をしている」と思っていたけれど、顔の見え方まで変わって「いい人に見える」になっていたんです、と教えてくれました。

その方は「人間の感情は一瞬なんですね！」と言いました。その一瞬の感情を自分自身でコントロールしようとするから、感情がなかなか消えなくなってゆさぶられていただけなのです。

また「あえてその感情に浸ってしまうことで、すぐにその感情が消失してしまうのは、自然なことなんですね」とも教えてくださいました。

たしかに、人間は〝恒常性機能〟といって体の環境を一定の状態に保とうとするしくみをもっています。心も同様に、感情をゆさぶられたって、何もしなければ自然と平常心に戻っていきます。

それなのに感情がゆさぶられっぱなしになってしまうのは「自分でなんとかしなければ！」と感情のコントロールをしようとするから。

コントロールしようとすればするほど〝恒常性機能〟がバランスをとろうとす

るため、反動で不快な感情が際立ってしまい、それを打ち消そうとすればするほど、恒常性機能で反対に動くような「ダンス状態」になって、いつまでも不快な感情にゆさぶられてしまうのです。

つまり、あえて極端な表情を作ってみることでその感情のホルモンが分泌されて「嫌な気分！」に一瞬浸ることになるけれど、すぐにホルモンは〝恒常性機能〟によって元に戻ろうとするので、「あれ？　何も感じていないかも？」とゆさぶられていた感情が凪に戻るというわけです。

極端な表情を作っていると、感情に振り回されなくなっていく

感情をゆさぶられたら「何の感情だ？」とゆさぶられている感情を特定しま

す。そして「憎しみだ！」と思ったら、その憎しみの表情を極端に作って〝**憎しみ！**〟という感情に浸ってみます。すると、いつの間にか**「どうでもいい！」**と思えてきます。

再び、その感情が出てきたら、また「表情を大げさに作ってみる」を繰り返していきます。すると、だんだん、憎しみを伴った人物は頭の中に浮かんでくるものの、「あれ？　すぐに消えてしまう！」となるんです。自分の中の〝恒常性機能〟が適切に働くようになって、自動的に平常心に戻してくれるようになるから感情をゆさぶられなくなるのです。

ある方は、礼儀を知らない部下に対して「なんでこいつは常識がないんだ！」とか「私のことを馬鹿にしているの？」と思ってしまい、帰宅して会社から離れても感情をゆさぶられていました。

家に帰ってからも「あいつのことが思い出されて不快！」となっていて、テレビを観ていてもその不快感に呑み込まれてしまいます。そこで、家で部下のことが思い出されたら**「極端な憎しみの表情を作る」**ことをやっていただきました。

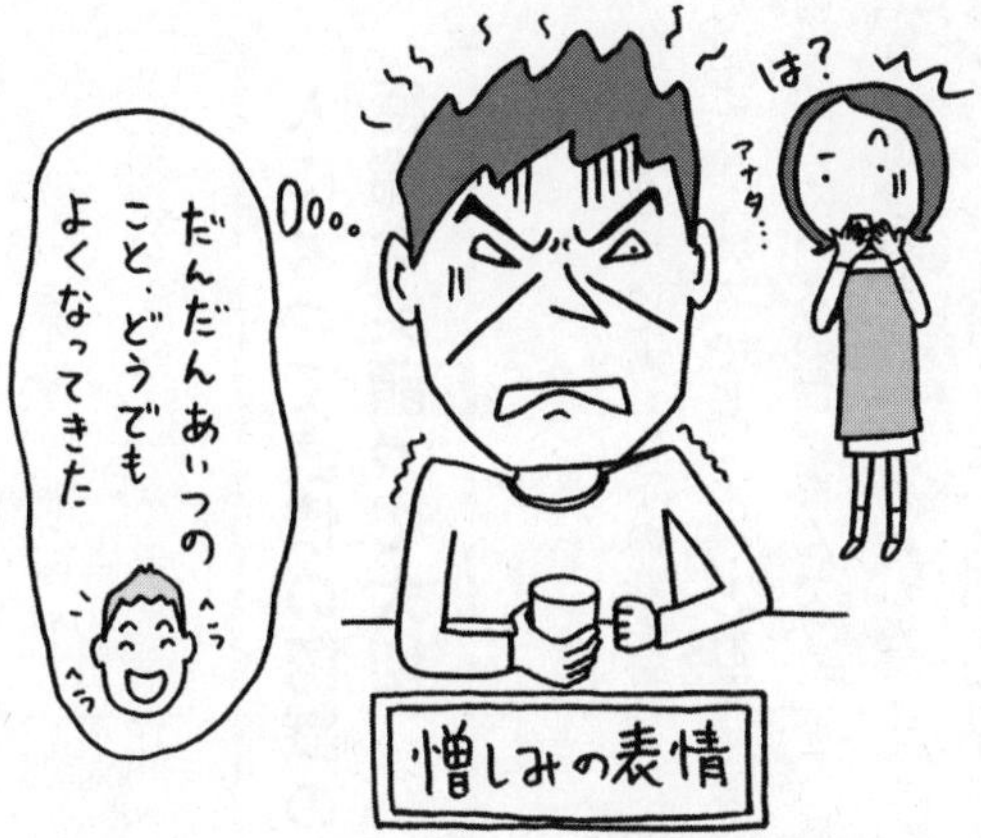
だんだんあいつのこと、どうでもよくなってきた
は?
アナタ…
憎しみの表情

家族から「あなた、何をやっているの?」と聞かれても、「表情筋の体操!」と言っておきます。たしかに体操かも? と自分で思えるぐらい思いっきり表情を作ると、次第に顔の筋肉が疲れてきます。

疲れてきたと同時に「あいつのことはどうでもいいかも?」となって、それを繰り返しているうちに「疲れるから浮かんでこなくなったかも?」という感じになります。

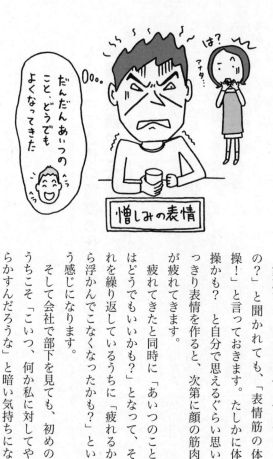

そして会社で部下を見ても、初めのうちこそ「こいつ、何か私に対してやらかすんだろうな」と暗い気持ちにな

っていたのですが、顔の体操をやっているうちにそれもなくなってきたそうです。

人によって表情の認識の仕方が違うから、極端な笑顔って大切

仕事をしていて、相手の話を真剣に聞いていたら、突然「あなた、私のことを馬鹿にしているでしょ！」と怒り出されてしまいました。「え〜？　こんなに真剣に聞いているのに、なんで？」と、感情をゆさぶられました。

「うなずき方が悪かったのかな？」とか「メモを取りながら聞いていたのがいけなかったのかな？」といろいろ考えるのですが、「馬鹿にしている！」とおっしゃる理由がわかりません。

「もしかして表情がちゃんと認識できていないの？」と思って表情認識ができているかどうかを検査するカードで確かめてみます。すると、無表情のカードを見た時に「怒っている！」という答えが返ってきました。

人によって色の認識が多少違うように、表情の認識の仕方も違うんだ！ と思った瞬間でした。

相手が私の真剣な表情を勝手に「怒っている！」とか「馬鹿にしている！」と読み違えてしまうから、私は感情をゆさぶられてしまうのかも？　と考えました。

そして、いつもやっている顔の筋トレである極端な笑顔を作ったところ、相手は初めて「安心して話せる！」となったのでびっくりです。

普通の顔をして聞いていると「馬鹿にしている」となってしまうので、やっぱり表情って誤解されてしまうから、こちらの感情がゆさぶられやすくなるんだ、と判断し、その方に対しては冗談みたいな、極端な笑顔で接するようになりました。

この方の場合、そのほうが違和感を覚えないようなので、本当に表情の認識の仕方が人によって違う、とわかったんです。

人により表情の認識の仕方が違うから、**極端な笑顔**ってすごく大切なんだ、と気づいた瞬間でした。

表情を作って、家族と幸せなコミュニケーション

昔の父親は「黙っていても雰囲気で俺の気分を読み取れ！」ということができました。昔の父親は寡黙《かもく》にしていても「家族のために一生懸命に働いてくれているお父さんってすげ〜！」と家族が勝手に尊敬してくれました。無言で無表情でいても「家族のために真剣に何かを考えてくれているのかも？」と、そのむっつ

りとした表情から解釈してくれたのかもしれません。

ところが、情報社会になって「父親の知識も仕事も大したことがない！」と尊敬されなくなった時に、父親に対する感情の解釈はまったく違ってきてしまいました。こんな時代に**無表情でいると、「何を考えているのかわからない！　気持ち悪い！」と言われてしまいます**。

ある父親は、「仕事で疲れて帰ってきているのだから、表情からそれを察しろよ！」と思っていましたが、子どもたちは表情認識の機能が低下してしまっているので、微妙な表情が読み取れず、「家で何もしないくせに、人に文句ばかり言って不機嫌でいる邪魔者！」となってしまいました。

すると〝不機嫌〟が暗示となり、「家にいるとイライラする！」ことになります。そして、家族に当たり散らしてしまうことで、余計に家族から暗示を入れられて、「家族のために会社でも我慢して一生懸命に働いているのになんでわかってくれないんだ！」と感情をゆさぶられるようになってしまったのです。

そこで、口角筋をトランプのジョーカーの絵柄のように極端に引き上げ、**笑顔**

を作るトレーニングをしてみてください、とすすめました。

「こんなこと、なんで家でやらなければならないんですか？」とおっしゃいましたが、「表情筋のトレーニングだから」と考えるようにしていただきました。

すると、いつも子どもやお金の愚痴ばっかりしか言ってこなかった奥さんが楽しい話をしてくるようになりました。「すごいね！」と表情筋を鍛《きた》えながら答えると、奥さんは微笑《ほほえ》み、それを見ただけで不思議と仕事の疲れが癒《い》やされます。

さらに、子どもたちも近寄ってきて、進路の相談とかをしてくるようになりました。「もっと早く言ってこいよ！」と心中では思っていたようですが、〝笑顔！〟で話を聞いているうちに、自然と子どもの将来が楽しみに感じるようになっていきます。

表情を使ってのコミュニケーションって家族にとって大切なんだ、ということをその父親は改めて感じたのでした。

豊かなコミュニケーションで心が穏やかになる

相手の話を聞いている時に、その時の感情に合わせて表情を作ってみるとコミュニケーションが豊かになります。

私はこれまでは「できるだけ感情を顔に出さないように」して、相手に感情を読まれないように努力してきました。相手に表情から感情を読まれることで、弱みを見せることになり、「そこに付け込まれて陥《おとしい》れられてしまうかも？」という不安からでした。

でも、相手の話を聞いている時に「言っていることがよくわからない！」という表情を、梅干を食べた時を思い出しながら作ってみると、相手は「今の説明では、わかりにくかったですよね！」とちゃんと丁寧に説明してくれるようになります。

そして、理解できた時に「なるほど！」という、手品を見てびっくりした時のような表情を作ってみると、相手はうれしそうにさらに自分のことを話してくれます。

相手の深い話を聞いた時に〝**笑顔！**〟を作ってみると、不思議とお互いの信頼関係が深まったような感覚になります。

これまでは感情を読み取られないように、ポーカーフェイスを意識してきたから「なんで私がその説明を理解できていないことがわからないんだ！」とイライラして、「こいつは私のことを馬鹿にしているのかも？」と感情をゆさぶられていました。

でも、極端な表情を作ることを意識してやってみると、「ポーカーフェイスでは伝わらないよな！」と改めてわかるようになります。

そして、極端な表情を作って自分の気持ちを伝えてみると、相手から感情をゆさぶられることがなくなり、自分の心が穏やかになります。

穏やかになると不思議と相手との信頼関係が深まっていくような感覚になるんです。

それを続けていくと、やがてそれが相手との一体感に変わっていくのです。

表情で感情をコントロールする（実践編）怒っている時にジョーカーの笑顔

表情筋を使って、感情を制御するホルモンが分泌されるかどうかを試してみてください。

怒りで感情をゆさぶられた時に〝笑顔！〟と、口角筋を上げて表情筋のトレーニングをやってみます。〝笑顔！〟の表情を作って10秒カウントします。次に、弛緩《しかん》させてから「怒りはどうなった？」と検証してみるのです。

ある女性は、同僚の女性から「なんでそんなこともできないの？」というような失礼なことを言われて「なんだ、この人は！　私にばっかり失礼なことを言ってきて！」と、怒りで感情をゆさぶられてしまい、苦しくなってしまいました。

その人のことを考えただけでイライラしてしまい、朝から会社に行くのが億劫になって、週に何度か遅刻をしてしまいました。そのたびに「いいわね！　社長出勤で！」と嫌みを言われて、さらに感情をゆさぶられてしまいます。

そんな彼女が頭に浮かんでイラッとした時に〝笑顔！〟のトレーニングをしました。「こうして口角を上げて表情筋を鍛えると若返る！」と思いながら10秒カウントします。すると、**表情筋を弛緩させた時には「あの人のことはどうでもいいかも？」**と思えているから面白いのです。

でも、バスの中で再び彼女のことが思い出されてしまいます。そこで、「ここでも表情筋が鍛えられる！」と思いながら〝笑顔！〟で10秒カウントしました。

そうしたら、会社に行くのが億劫な気持ちは消えていき、感情をゆさぶられなくなったのです。

実際に会って嫌みを言われたら、〝笑顔！〟とやってみると「あれ？　そんなに気にならないかも！」となります。「この人は私に友達になってほしいのかも？」と思えるのです。

イラッとしたら〝笑顔！〟で10秒カウントする。そうすると「どうでもいいか！」となります。そんなことを何日か繰り返していると、彼女が笑顔で近づいてきて、嫌みを言わなくなったのですから不思議です。

不機嫌な時に、思いっきり不機嫌な表情を作ってみる

職場で部下が仕事の報告もせずに勝手に仕事を進めていることが発覚して〝不

機嫌！〟という感情にゆさぶられている時には、思いっきり眉間にしわを寄せて、顔の筋肉を使ってしかめっ面をして〝**不機嫌！〟の表情**を作ってみましょう。

すると、不機嫌な表情で「あいつめ〜！」とムカついた感情に浸ってみようとしても、その感情が続きません。

結局、しかめっ面を作っているのが馬鹿らしくなって「あいつのことはあのまま放っておけばいいかも！」と思えるようになります。表情を作ってその感情にあえて浸ってみると「部下が〝怒られる！〟と怯えているから不機嫌になっていただけかも！」と思えてくるのです。

感情をゆさぶられなければ「仕事さえちゃんとできていればいいから！」という寛大な気持ちになれて、ちょっとしたルールに自分が縛《しば》られなくなっているから面白いのです。

パートナーとの関係で「私ってあの人から大切にされていないかも？」という

悲しい気持ちになったとします。

いつもだったら「そんなことないよ！」とそれを打ち消すように、「外食した時にお金を払ってくれるじゃない！」とか「時々話を聞いてくれるじゃない！」などと考えられるのですが、「やっぱり大切にされていないかも？」という感情にゆさぶられてしまいます。

そこで、口角と目尻を思いっきり下げて〝**悲しい顔！**〟を作ってみます。すると、「あれ？　悲しくないかも？」と思えてくるから不思議です。もしかして、私があの人のことを大切に思っていないからかも？　という気持ちが芽生えてきます。気持ちが醒《さ》めちゃったら一緒にいられない！　となるからこんなことを考えていたんだ、ということに気がつきます。

表情を思いっきり作ってみるって面白いんです。

表情の筋肉を鍛えると、新しい自分を発見できる

顔には表情筋がたくさんあります。極端な表情を意識的に作りながらその筋肉を動かすことでだんだんその表情筋が鍛えられていきます。

ところが、「どの相手に、どんなシチュエーションでどの表情を作ればいいの？」と考えてしまうのが感情をゆさぶられてしまう人の特徴だったりします。「相手や状況に合わせて自分がちゃんと対応しなければ！」と真面目に考えてしまうんです。逆に考えると、相手や状況に合わせようとする努力をしなければ感情をゆさぶられることはなくなります。「でも、長年、場の空気を考えて相手の気持ちに合わせることをしてきちゃったから今更変えるなんて難しいよな！」と思うかもしれません。そんな時こそ、この**表情の筋肉を鍛えるトレーニング**が役

に立つんです。

「今日は笑顔の筋肉のトレーニングをしよう！」と決めたら、何かあったら〝笑顔！〟の表情を極端に作って笑顔の筋肉を鍛えていきます。状況や相手に合わせるんじゃなくて筋肉を鍛えることに集中します。すると、いつも感情をゆさぶられていた私が「ゆさぶられな〜い！」となるから面白いんです。この時に「やっぱり相手の気持ちを考えすぎていたからゆさぶられていたんだ！」ということに気づけちゃいます。

「今日は〝集中力〟の表情筋のトレーニング」と決めたら、「〝何があっても〟集中！」という表情を作ってみると、相手や状況がちゃんとこちらに合わせてくれるので感情をゆさぶられることはなくなります。

テニスなどのスポーツでも、最初はラケットをただ素振りするだけの簡単なトレーニングで筋肉をつけていきます。そこから、フォア、バック、そしてスマッシュなどの単調な素振りを繰り返しているだけで、やがてさまざまなボールに機敏に対応することができるようになります。

それと同じように、表情筋も1日一つの表情に絞ってトレーニングしていくことで、やがて、いろんなシチュエーションや人に対して、自動的に表情が動くようになります。

また、表情筋で分泌される脳の感情をゆさぶるホルモンもコントロールすることができるようになるので、「あれ？　感情をゆさぶられにくくなった！」という感じになります。表情筋を鍛えることにより感情がゆさぶられにくくなっていくので楽しくなり、さらに表情を使って自分の感情をコントロールできるようになります。

周りのみんなには、表情筋を鍛えるためのお付き合いをしていただきましょう！

表情筋を鍛えることで、普段だったら動揺してしまう場面でも冷静沈着に対応することができて、「結構私ってできるかも！」と新しい自分を発見できます。

これまで「不安！」とか「無理かも！」と動揺して挑戦できなかったことを目の前にしても、表情筋が鍛えられて感情のコントロールができれば、「挑戦できるかも！」となります。

感情をゆさぶられなければ本来の自分の力を出し切ることができます。本来の力を出し切ることができると、ますます自信が持てるようになり、さまざまなことに挑戦したくなります。

そして、そうするたびに表情筋が鍛えられて、さらに自分の感情を自分の思うようにコントロールできるようになっていきます。

笑顔、喜び、怒り、悲しみ、嫌悪などを10秒5セットずつ

鏡の前で「ここまで極端に笑顔を作っても大丈夫？」と思うぐらいの〝笑顔！〟を作って、それを10秒間キープします。次に弛緩させて5秒間たったらもう一度〝笑顔！〟を10秒間作る、というサイクルを5セット繰り返します。

鏡の前で〝笑顔！〟の時の筋肉の動きのコツをつかんだら、鏡の前ではなくどこにいてもそのトレーニングができるようになります。

さらに〝喜び！〟〝怒り！〟〝悲しみ！〟〝嫌悪！〟などの表情も鏡の前で作って、それを順番に5セットずつ行い、表情筋のトレーニングをしていきます。

〝嫌悪！〟などの不快な感情であっても、不快感にさらされた時にその表情を10秒間試してみることで「あれ？　そんなに不快じゃないかも！」となるから、普

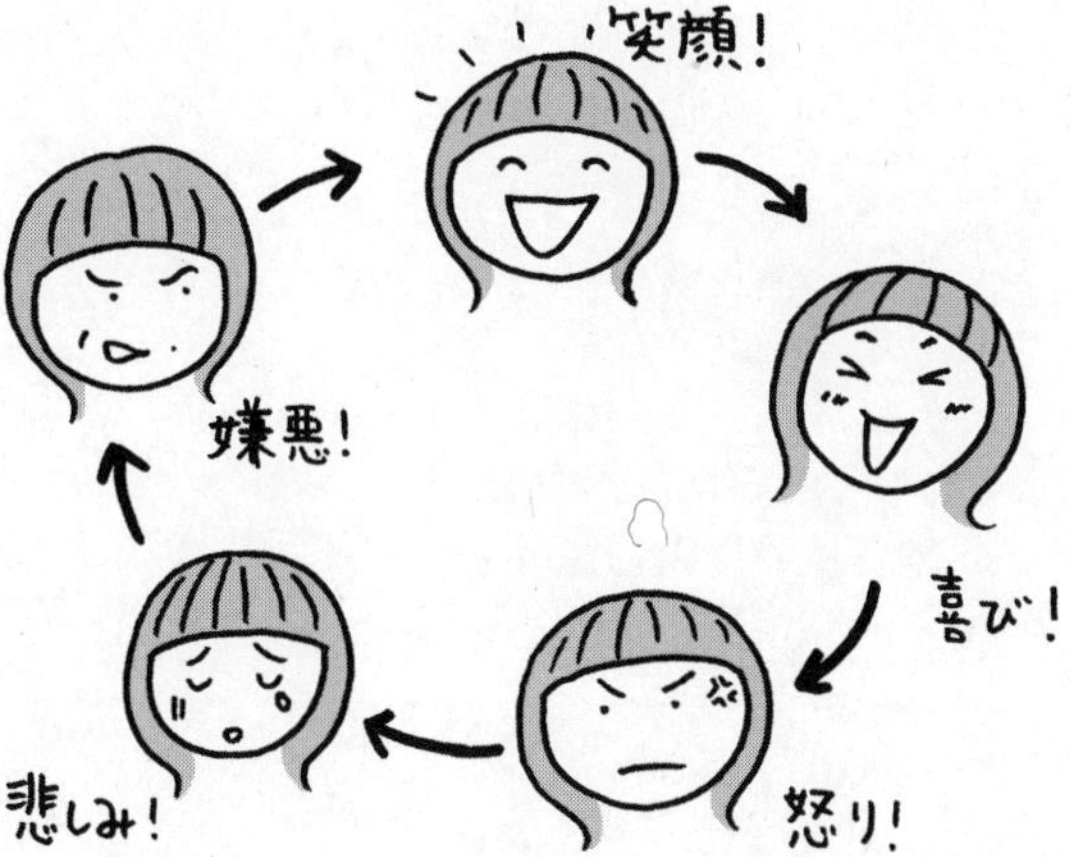

段から"嫌悪!"の表情筋も鍛えておくと便利です。

これらの表情筋を鍛えれば鍛えるほど、感情のコントロールができるようになり、「感情をゆさぶられなくなってきたかも!」とこれまでとは違った自分に変わっていきます。すると、周りの対応も変わり、さらに自信がついて、という好循環が生まれます。

感情のコントロールも筋肉だったなんて! と楽しくなってくるはずです。

第3章

感情に振り回される自分をコントロールするとっておきのヒント

本当は何も感じていなかった！

「泣かなければおかしい」と思われるから泣いていた

私は、子どもの頃に「泣き虫！」とみんなから馬鹿にされて、親や教師からは怒られてばかりでした。

「わ〜い！　泣き虫！」と言われると「ワ〜ン！」と泣いてしまうから、それを面白がられて近所の子どもたちは私をからかって泣かせます。でも、泣いている時にふと「なんで自分は泣いているんだろう？」と我に返る瞬間があります。

「泣き虫！」なんて言われても別になんともないのですが、子どもながらに分析をしていると、「泣き虫！」と馬鹿にされている私が「母親を悲しませている」という気持ちから涙が出てきている、ということがわかりました。

別に馬鹿にされて悔しいわけではなく、母親を悲しませている自分が悔しい、という思いから涙があふれてきていたのです。

でも、家に帰って母親に「なんで勉強をしないの！」と引っぱたかれても涙が出てきます。さっきまで「母親に申し訳ない」と思って泣いていたのに、今度の涙は「泣けば母親は叩くのをやめてくれるかもしれない！」ということから泣いているのかもしれない、と泣きながら分析します。

ところが、「なんで泣いているの！　パシン！」とビンタが頬《ほお》に炸裂《さくれつ》して、鼻血が飛び出します。「あれ？　泣いても母の怒りは止まらない！」。怒られるのが夜遅くまで終わることはありませんでした。

そんな私がカウンセラーになってクライアントさんの話を聞いていた時のことです。突然クライアントさんが「夫が私のことを相手にしてくれなくて悲しい～！」と涙を流し始めることがありました。

これまで、一生懸命に家事をしたり、子育てをしてきたのに夫はちっとも自分のことを認めてくれず、話も聞いてくれなかった、とぼろぼろ涙を流し始めたのです。

普段のカウンセリングだったら、クライアントさんの感情が伝わってきて、私の目からも涙があふれてくることがあるのですが、なぜかこの時は、心が醒めてしまっていて「なんで泣いているのだろう？」と思ってしまいました。

そこで、クライアントさんに「すみません、失礼なことをお聞きしますが、そんなに旦那《だんな》さんのことを大切に思っていらっしゃるんですか？」と質問してみました。

すると、さっきまで、ぼろぼろと涙を流していた方が、ケロッとして「え？　なんで私が旦那のことをどうでもいい！　と思っているってわかったんですか？」と言うのです。

どうやら、近所の奥さんたちと話をして、みんな「旦那さんから大切にされている」という話をするから、**自分は大切にされていない！　と泣かなければおかしいのかも？　と思った**、とおっしゃったのです。

そんな時に過去の自分を思い出して「あ！　あの時の私も周りからあんな状況

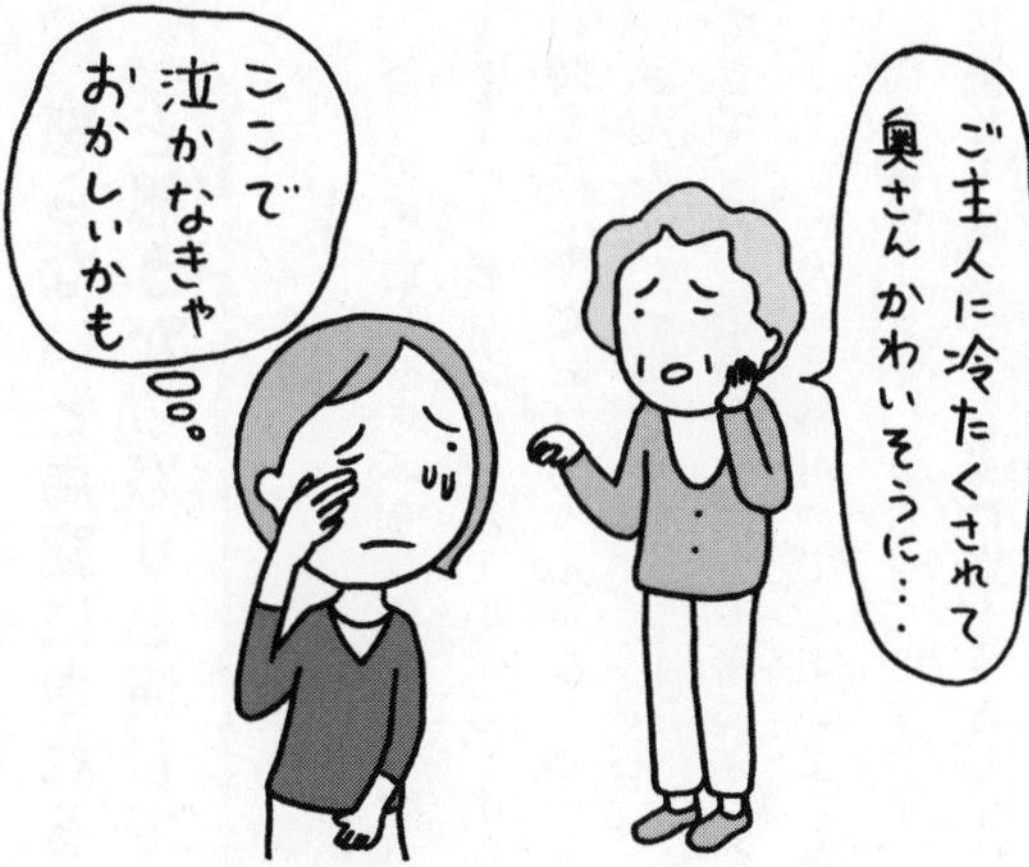
ご主人に冷たくされて奥さんかわいそうに…
ここで泣かなきゃおかしいかも

で泣くことを期待されていて『そんな状況で泣かなきゃおかしい』と思っていたから泣いていたのかも？」と気がついてしまい、ちょっとおかしくなってきました。

みんなが見ている時には泣いていて、みんなの目がなくなるとケロッとしておやつのこととか考えていましたもんね。人の目がなくなると感情をゆさぶられない自分がそこにいました。

怒らないと馬鹿にされる、と思うから怒りを演じている

怒りで感情をゆさぶられるのも似ているな、というエピソードがありました。スーパーのレジに並んでいたら、突然おばちゃんが横入りをしてきました。その時私は「変なおばちゃんだな〜！」と思ったのですが、次の瞬間にレジ係のお姉さんの冷たい視線を感じました。その瞬間です。「ムカムカ！」と怒りが湧いてきて、入ってきたおばちゃんに「みんな並んでるんだから横入りしたらダメでしょ！」と大声で怒鳴ってしまいました。

周りはシーン！となってしまって、おばちゃんは固まっていましたが、私を無視してさっさとレジに進もうとします。その時の**周りの人たちの視線を感じて「ムカ！　ムカ！　ムカ！」とさらに怒りが湧いてきてしまった**私は、「いい加減

にしろ！」と怒ってしまいました。

と同時に「はっ！」と我に返ります。今、自分が怒っているのって、おばちゃんに対してではなくて「怒らないと周りのみんなから馬鹿にされるからでは」と、気がついたのです。

レジの人の軽蔑《けいべつ》した視線が私に送られてきたことで「ムカムカ！」としたのです。そして、おばちゃんに怒らなければ、となった自分がものすごく滑稽《こっけい》に思えてきました。

ある時、「パートナーの浮気が発覚した」という話をされた方がいました。でも、淡々と語っていらっしゃって、怒りも悔しさもなんにも表現されなかったので、「これは、おかしい！」と私は思いました。

「普通、浮気をされたら怒りや憎しみでドロドロになるよな！」と考えます。私だったら、と考えただけでも自分の感情をゆさぶられてしまいそうで恐ろしくなります。ですから、一生懸命その方の中から〝怒り〟を探そうとしたのですが、まったく見つけられません。

すると、その方から「どうして浮気をされたら怒らなければいけないんですか？」と逆に質問されてしまいました。

自分が「蔑《さげす》まれている」とか「嘘《うそ》をつかれて騙《だま》されている」ということで怒るのかも？　とお伝えすると、今度は、**「蔑んで馬鹿にしてやろう！　と思って浮気をしたわけではないでしょうし、騙してやろう、と思ったわけでもない。それなのにどうして怒るんです？」**と聞かれて「お〜！」と何も言えなくなってしまいました。

「こんな時は怒らなければいけない！」と思っているから怒るだけ。たしかにパートナーをたくさん持っていい法律の国だったら、その常識はまったく異なります。

その時「怒らなければ馬鹿にされるから怒る」という、あの滑稽な姿が自分の中によみがえってきました。

悲しまないといけないから悲しむ

ある時、長年一緒に散歩に付き添っていたペットが亡くなってしまいました。ものすごく悲しくて涙があふれてきます。

いつも、私の後ろをついてきてくれて、時折「2階に上がって一緒に寝よう！」と、無邪気に私に飛びかかってきた姿が浮かんでくるたびにバーッと涙があふれてきてしまいます。

「なんでいなくなってしまったんだ〜！」という寂しさと「もっと遊んであげればよかった」という後悔が入り混じり、複雑な感情にゆさぶられてしまいます。

そうして悲しんでいたら、ふと足もとにあの子の感覚が。いつも、座っていると足もとにピタッと寄り添ってくれるあの子の存在を感じて、慌てて机の下を確認します。もちろんそこには私の足以外は何も見えません。でも、たしかにその存在を感じることができたのです。

そんな時、「なんで私は悲しんでいたのだろう？」と考えます。すると**「悲しまない自分は薄情な人間だ」**という考えが浮かんできます。私はペットが亡くなっても悲しまない〝薄情な人間〟と思われるのが怖くて悲しんでいるの？　と考えたら、わけがわからなくなってきます。

それとも「悲しむのはあの子の存在を忘れたいから？」と思ったら、今でも私の中で一緒に寄り添ってくれているあの子がかわいそうになってきます。

もちろん、身近な人やペットを亡くしてしまった直後は悲しくて、しばらく悲しみは続きます。ともに歩んできて、いつの間にか自分の一部となっていたわけですから、喪《うしな》った時には〝喪失感〟が伴い、悲しみの感情が自然と湧いてきます。でも、その悲しみをいつまでも引きずってしまっている自分に対して疑問が湧いたのです。

「あれ？　なんで悲しんでいたんだろう？」と我に返ります。**「亡くなってしま**

ったら悲しまなければいけない」という常識によって悲しんでいて、その悲しみで自分の大切な存在を忘れようとさせられていたことに気づかされたのです。

あの子が私の中で無邪気に自由に遊びまわり、そしていつしかもっと自由になって私から去っていく日まで私は悲しむ必要がないんだな、と思ったんです。

世の中の常識から解放されると感情がコントロールできる

周りから期待されているから泣いている、とか、怒らないと馬鹿にされるから怒っている、などと考えてみると、感情をゆさぶられるって、本当に他人にゆさぶられているだけなのかもしれません。

本当は期待されているから泣いているだけであって、怒ってトラブルを起こしてほしい、と思われているから怒っているだけで、中身は「なんにも感じていない！」のです。

ペットが亡くなったって、近所の人から「あの人ペットが亡くなったのにあんなに元気にしていて、ちょっとおかしいんじゃない？」と思われたくないから、玄関を出るとしょぼんとした顔をします。

職場でも元気のない姿を見せて「悲しんでいますよ〜！」という雰囲気を出すことで「ペットを大切にしていた優しい人なのね〜！」というアピールをしている自分がいました。

そうすればするほど、**たしかに悲しめるのですが、感情をゆさぶられてコントロールができなくなります**。突然涙が出てきて「なんで死んじゃったんだ〜！」って本当はそんなことをしたくないのに、感情をゆさぶられてしまっている自分がそこにいたのです。

世の中の常識から解放されて**「自分は本当は何を感じているのだろう？」**と自分の中を見つめてみると面白くなってきます。

じつは「なんにも感じていない！」のです。自分を馬鹿にしてくる職場の人がいても、横入りをしてくるおばちゃんを見ても、常識を外して「本当は何を感じているの？」と自分の中を感じてみると、「私には関係ないこと」と結構クールなんです。

でも、周りの人たちの目や自分が周りからどう思われているのか？　といったことを気にしてしまうと、一気に怒りが湧いてきて、感情がゆさぶられ始めます。

そして、再び自分の本当に感じていることに戻ると「しーん！」としてしまうのです。すべて、私にとって気にするに値しないということが、自分の中を見つめていると気づけるのです。感情をゆさぶられることなく。

怒りが湧いたら「みんなと同じになりたいの？」と問いかけてみる

傘をさして歩いていると、向こうからビニール傘をさしてこちらに向かってくるおじさんがいます。どう見てもおじさんは傘をよけて私に道を譲《ゆず》る様子はありません。「お前がよけろ！」というような態度で歩いてくるのです。

こんな時に「ムカッ！」と自動的に怒りが湧きます。

そして「自分は人から馬鹿にされるような人間だからこんな扱いをされる！」などと考えてしまい、感情をゆさぶられてしまいます。

「馬鹿にされる人間」というところでいろいろな人の目が気になって、そこにこれまで「馬鹿にされた」というエピソードも加わり、怒りがどんどん増幅していってしまうのです。

すれ違う一瞬の出来事なのに人の頭って本当にいろいろ考えることができてしまうものです。

そんなふうに怒りの感情でゆさぶられそうになったら、**「みんなと同じになりたいの？」と自分に問いかけてみる**ことです。頭の中でつぶやくだけでも大丈夫です。すると、お互いに怒りをぶつけ合っているみんなの姿がふっと浮かんできます。そんな時、「あ！　自分もみんなと同じように怒りをぶつけ合って仲間に入りたいだけだったんだ！」ということに気がつきます。

その結果、「でも、そんな仲間はいらないかも！」と思うことで、笑顔でおじさんの傘をよけられます。去っていくおじさんに感情をゆさぶられなくなっている自分がそこにいたのです。

ある男性は、同僚に仕事の説明をしている時に、「それは間違っているんじゃないですか？」といちいちチャチャを入れられていました。その同僚は、他の人と仕事をしている時はそんなことをちっともしないのに、あきらかに自分の時だ

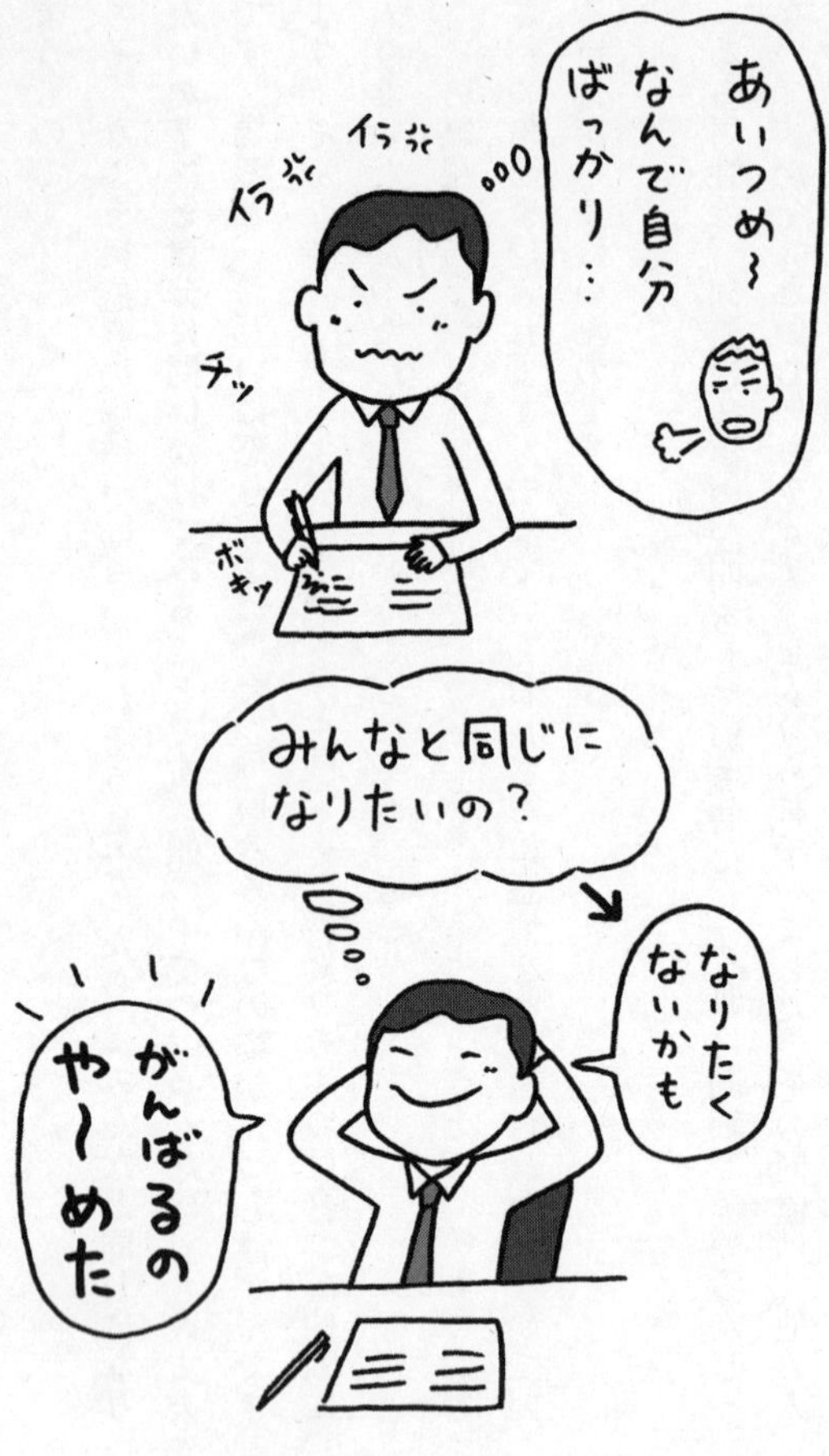
あいつめ〜
なんで自分
ばっかり…
イライラ
イライラ
チッ
ボキッ
みんなと同じに
なりたいの？
なりたく
ないかも
がんばるの
や〜めた

けこんなことをして、と「イライラ」してきます。

そこで、イライラして感情をゆさぶられた時に**「みんなと同じになりたいの?」**と頭の中で唱えてみます。

すると、**「あ! 自分ってこんなことされたら怒るのが当たり前だろ!」と思っているから怒っている**、というのがわかります。

そうしたら、イライラしなくなってきました。「自分よりもちゃんと仕事が理解できている同僚に仕事を任せちゃおう!」と思えてきて「これ! やっといてね!」と仕事を素直に手放すことができます。

仕事を手放して、早く帰ることができた電車の中で「みんなと同じじゃないっていいな~!」とうれしくなるのです。

職場の人に感情をあおられていた

ある女性が職場で同僚に足を引っ張られていました。

女性の失敗ばかり上司に報告された上に、残業して頑張っている仕事はまったく認められずにボーナスの査定が下がってしまうことになりました。

「なんでいつも私はこうなんだろう？」と悲しくなってしまいます。人に相談してみるのですが、「そんなあなたのことをちゃんと評価してくれないところなんて辞めちゃいなさいよ！」と言われると、余計に惨めな気持ちになってさらに悲しくなってしまいます。

自分はちゃんと認められていないんだ、とどんどん悲しみが増していき、仕事を続けていける自信がなくなってしまいました。そこで、悲しみにゆさぶられている時に「みんなと同じになりたいの？」と唱えてみました。すると、「あれ？　悲しくない！」と我に返ったのです。

職場の部下や友達に感情をあおられていたから悲しかったんだ！ということに気がつきます。

その女性は、これまで職場でみんなと同じように評価してもらいたかったから必死で働いていました。

でも、評価してもらおうと一生懸命になればなるほど評価されず、悲しみで感情をゆさぶられていました。**「みんなと同じになりたいの？」**と唱えてみることで「なりたくないかも！」と思えて、評価されるのを求めるのが馬鹿らしくなってきたのです。

「なんだ！　残業しないで帰れるじゃん！」と、これまで終電まで仕事をしていたのをやめて、定時で帰るようにしたら途端に会社から評価されるようになりました。

「なに？　残業代が多かったから問題だったの？」と、「評価されない」ことに感情をゆさぶられていた自分が滑稽に思えてきたのです。

「あの人のことは絶対許せない」と、思わされてしまった

面倒見のいい女性上司が、かわいがっている部下を食事に連れていってはおごってあげていました。

部下は「先輩と一緒に食事をすると勉強になります！」という感じで持ち上げてくれて「あ、信頼されているんだな」と思っていました。しかしある時、ほかの同僚から「あの子、あんたのこと〝うざい！〟と言ってたよ！」と言われてショックを受けてしまいました。

さらにその部下が、自分ばかり八つ当たりされて、都合のいいように使われて

いる、といろいろな人に自分の文句を言っていたことが発覚し、頭の先からつま先まで血の気が引いていくような感覚で感情をゆさぶられます。

「そんなことを言われたら絶対に許せないでしょ！」と怒りでメラメラしてしまって、「もう誰のことも信じられない！」という感覚になります。

だって私の前で「信頼して、ついていきます！」と言っていたのに「ほかの人にはまったく違うことが言えちゃうのが信じられない！」と不信感でいっぱいになり、「もう、この部下は絶対に許せない」という気持ちになってしまったのです。

裏切られ薄汚れた気分でいっぱいで、仕事も手につかなくなってしまった彼女は**「みんなと同じになりたいの？」**と自分の中で唱えてみました。自分でこのフレーズを唱えながらも「今回のこととは関係ないじゃん！」と思っていたのですが、唱え終わったら「いや、待てよ！」と我に返り、職場で自分のチームに嫉妬《しっと》している人が急に親切心で忠告してくれるわけがない！と気がつきました。

みんなの常識から、みんなの意図が見えてきます。「上司の悪口を言うやつは信用できない」という「常識」で、チームを解体して足を引っ張りたい、と。

「みんなと同じになりたいの？」と自分自身に問いかけた時に、フッと「みんなとは同じになりたくない！」と彼女は思いました。

　さっそく、部下を呼んで「あんた、私への不満を他のチームの人に言っちゃダメでしょ！」とはっきり伝えます。すると部下は「すみません！　酔っ払っちゃうと私、余計なこと言っちゃうんです！」と申し訳なさそうにしています。たしかに、この部下は酔うと暴言を吐く癖《くせ》があったことを思い出しました。酔ってくだを巻いたのを、伝聞で「許せない！」と思わされてしまっていたことに気がつき、「本当に感情は人によってゆさぶられるんだな」と感じたことを、この女性は私に教えてくださったんです。

「本当は何を感じているの？」と自分に問いかけると、怒っている時に「あれ？」となる

公園でレジャーシートを敷いて、子どもと一緒に芝生《しばふ》の上で遊んでいたら、他の家族がわざわざ私たちの近くにシートを敷いてその上にレジャー用品を並べだしました。

「広い公園なんだから、わざわざ近くに来る必要はないじゃない！」とイラッとします。さっきまで、子どもとのびのびボール遊びをやっていたのに、今度は、隣の家族にボールがぶつかったらどうしようと気になって遊べなくなり、「そんなに近づかなくたって！」とイライラしてしまいます。

せっかくの晴れた日の楽しい公園なのに感情をゆさぶられてしまう、となった時に**「本当は何を感じているの？」**と頭の中で唱えてみました。「何を感じてい

るのか？」ということを考えるのではなくて、ただ唱えてみるだけで大丈夫なのです。

唱えてみると**「あ！　自分はいつも仕事で人に気を使っているから、近くに来た人に対してまで気を使うのが嫌なんだ！」**という考えが浮かんできました。

たしかに、ムカッ！　としてはいるのですが、同時に「シートを固定するのを手伝ってあげたほうがいいのかな？」とか「あいさつをしたり話しかけてあげたほうがいいのかな？」なんてことを考えてしまって「疲れちゃう！」となっていきます。

本当に感じていることは、「休みの日にまで人に気を使いたくない！」ということだとわかったら、「じゃあ、気を使わなくてもいいじゃない！」と思えて、感情をゆさぶられなくなりました。

誰でも頭では「私はこのことで怒っている！」という原因がわかっているものです。でも、**感情をゆさぶられている時、じつは、その感情と原因が一致してい**

ないことのほうが多いのです。パズルのピースが「カチッ!」とはまらないから、いつまでも感情をゆさぶられ続けてしまうのです。

そこで、怒っている時に「原因はわかっている!」と思っていても、**「本当は何を感じているの?」**と頭の中で唱えてみます。頭で「本当は何を感じているの?」と考えてしまうと頭がぐるぐるするので、唱えるだけで大丈夫です。唱えてみると「あれ?」と思うことが浮かんでくるから面白いのです。

そして、パズルが一致すると怒りがすっと消えていったりするのです。問いかけた時に何も浮かんでこなくても、怒りがすっと治まるのは、水面下でパズルが完成したから。

その具体的な内容について知る必要がない場合は、なんにも浮かんでこなくて、ゆさぶられていた怒りだけが消えていきます。

悲しんでいると思ったら、「なんにも感じていない！」だった

友達のご主人が亡くなった、という知らせを受けて「自分の夫も病気になって死んでしまったら？」という想像がどんどん膨らんでしまって、悲しい気分にゆさぶられてしまった方がいます。

別に普段から夫を大切にしているわけではないのですが、だからこそ「もっと大切にしてあげればよかったのに」という後悔でさらに悲しみが増し、「もうあの人に何もしてあげられない」という友達の悲しみまで感じ取って感情をゆさぶられてしまったのです。

まだ夫を亡くしてもいないのに、想像しただけでこんなに悲しみを感じるのなら、後で大変なことになってしまうのでは？　と不安になります。

そこで彼女は**「本当は何を感じているの？」**と唱えてみました。
すると、最初に浮かんできたのは「夫には保険がかけてあるから大丈夫！」ということ。それが浮かんできた途端、さっきまであんなに悲しい気分になって、友達のために涙を流していたのが、おかしくなってきました。

そんな時に「私って、夫にいなくなってほしい！　と思っているのかな？」と不安になって、もう一度**「本当は何を感じているの？」**と唱えてみます。すると次の瞬間に「夫のことはなんとも思っていない！」と浮かんできて、「やっぱりね！」とさわやかな気分になったのです。**なんとも思っていない、その心地よさがそこにあった**のです。

そこにいない人の気持ちなどを想像してしまうと、相手の悲しみなどがどんどんわかる気がして、それに自分の状況を重ねてしまいます。

相手は何を思っているのかわからないけれど「自分だったら、もっと優しくしてあげればよかった」とか考えてしまいそう、と想像していけばいくほど、悲しみは増していってしまうのです。

「パートナーを亡くしたら悲しむもの」という常識からいろいろなことを想像してしまい、それが悲しいストーリーにつながっていってしまうのです。

ところが、「本当は何を感じているの？」と唱えるだけで、ふっと常識から離れた本当の自分の感覚が浮かんできます。常識から悲しんでいる時は、本当の自分の感覚とは一致していないので、**「まだ悲しみが足りないのかな？」と勘違いして、どんどん悲しいストーリーが浮かんできた**ことで感情をゆさぶられていたことがわかります。

「本当は何を感じているの？」と唱えてみることで、ゆさぶられていた感情がピタッと凪になるのです。

苦しんでいると思ったら、結構楽しんでいた

「あ！　いいですよ！」と軽い気持ちで引き受けてしまった仕事が山積みになってしまい、早朝から夜遅くまで仕事をしなければ期限までに終わらせることができなくなってしまいました。夜も遅くまで仕事をしているので、疲れ切っていて、だんだん朝早く起きるのが辛く、苦しくなっていきます。

「こんなことを続けていたらうつになって仕事が続けられなくなるかも？」と不安になります。でも、一度引き受けた仕事を投げ出したら、その人たちから非難されるのが怖いのでそれもできません。

「投げ出すこともできない！」なんて考えていたら余計に苦しくなって、これを続けていけるのかどうかが不安になって感情をゆさぶられてしまうんです。

そんなふうに感情をゆさぶられている時に**「本当は何を感じているの？」**と自分に問いかけてみます。すると、「別になんにも感じていない！」という答えが自分の中から湧いてきます。

「こんなにいっぱい仕事をしていてなんにも感じていないなんて変じゃない？」と思った瞬間に「あ！〝変〟ということは常識を基準にしているんだ！」と気

がつきます。「常識に縛られていたから苦しかったんだ！」と気がつきます。

「普通の人だったらそんな早朝から仕事はしない」という常識があり、同時に「普通の人だったら仕事を投げ出さない」という常識にも縛られていました。

そして、「本当は何を感じているの？」と常識から解き放たれてみることで、そこには苦しみも辛さもなんにも感じていなくて、「ただ、淡々と仕事をこなしている自分」がいたのです。

淡々と仕事をしていると「苦しんで仕事をしていると思っていたけれど、本当は結構楽しいのかも！」と思えてくるから面白いのです。

「本当は何を感じているの？」と自分に問いかけて、常識から解放されてみたら、大変な仕事を請け負って、それをこなすのを結構楽しんでいる自分の姿が見えてきたのです。世の中の常識で感情をゆさぶられていたことに気づけるのです。

子どもの頃に入れられた感情の暗示を解いてみる

世の中の〝常識〟によって感情はゆさぶられますが、人からの〝暗示〟も常識と同じように感情をゆさぶります。

昼時に久しぶりにコンビニに弁当を買いに行ったら、レジに行列ができていました。「時間がないから短い列に並ぼう！」と思ったら、「お客さん！　みんなと同じようにちゃんと並んで！」と店員に注意されて、改めて床を見たら「赤線から並んでください！」と書いてあり、その線の後ろに人の列が……。

そんな時、涙目になって、握っている弁当を捨てて外に逃げ出したい気持ちで感情をゆさぶられます。知らなかっただけなのに、なんでこんなに惨めな気持ちになって感情をゆさぶられなければいけないのだろう？　と思うのです。

感情をゆさぶられている時って「ここで悔しいと感じなければいけない！」という常識が関係していたり、その場にいる傍観者たちに「失礼な言い方をする店員に怒る！」と期待されているから怒ってしまう、というように、**自分自身以外の何かがかかわっている**場合があります。

だから、**「本当は何を感じているの？」**と聞いてみるのですが、その時は「泣き虫で、弱虫！」と浮かんできます。

たしかに、いけないことをやって大人に注意された幼稚園児のような感覚になって、涙目で、今にもここから逃げ出したい気持ちになっていたのですから。

人前で注意をされたからって、さっきまで大人の自分だったのに、突然幼稚園児みたいな惨めな気持ちになるのはおかしいじゃないですか。

まるで、催眠術にかかって「あなたは店員から注意されたら幼稚園児になる！」という〝暗示〟をかけられていたみたい。

そこで**「これって誰から入れられた暗示なの？」**と頭の中で唱えてみました。

すると、私の頭の中に幼稚園の先生の名前が浮かびます。「あ〜！　たしかにあの先生から、あなたはちょっと注意されただけですぐに泣く！」とわざと泣かされていました。

それを両親に言われて、両親から「お前は幼稚園で泣き虫で弱虫なんだって！」と怒られて、家に帰っても泣かされていました。「あいつめ〜！」となります。

そこで**「泣き虫と弱虫の感覚を○○にお返しします！」**と頭の中で唱えました。すると「あれ？　さっきまでの惨めな感覚がない！」と思い至ります。

〝泣き虫で、弱虫！〟の暗示を解かれると、店員とのやり取りを見ていたみんなの冷たい視線が嘘のように消えていて、注意された店員の前に立っても感情をゆさぶられることがないのです。「ビビってな〜い！」といつの間にか自由になっているのです。**暗示を解くと感情をゆさぶられなくなる**のです。

「すぐに怒って無責任」という暗示は誰から入れられた？

ある女性は、職場の人間関係においてちょっとしたことで怒ってしまい、仕事を投げ出してしまいがちでした。そして、すぐに仕事を辞めてしまうので自分でも困っていました。

最初は、いい人間関係の職場だな、と思うのですが、すぐに怒ってしまい、そして人間関係がぎくしゃくしてくると、仕事を投げ出して、休んでしまったり遅刻が続いて「もうここでは続けられない」となってしまうんです。

仕事は続けていきたいと思っているし、いい加減こんなことをしているのは嫌なのです。でも、どんなに努力をしても、ちょっとしたきっかけですぐに怒って、仕事を投げ出してしまうんです。

そこで、新しい職場で同僚が「○○さんってさ！」と詮索《せんさく》するような質問をしてきた際に、イラッとして相手に怒りをぶつけたくなったら**「本当は何を感じているの？」**と自分の中で唱えてみました。

すると「すぐに怒って無責任！」と浮かんできました。「だから！　そんなことわかっているから！」と辟易《へきえき》してツッコミたくなります。**「これって誰から入れられた暗示なの？」**と自分の中で唱えてみると、なんと！　妹の顔が浮かんできました。

「え〜！　妹なの〜？」とびっくりしますが、たしかに、妹からしょっちゅう「すぐにお姉ちゃんは怒って投げ出しちゃうから！」と言われ続けていました。

たしかに妹に職場に関する愚痴の電話をすると「すぐにお姉ちゃんは……」と言われていたのを思い出しました。妹に暗示を入れられていたから、怒れる猿に変身させられていたの？　とちょっと動揺します。

そこで**「このすぐに怒ってしまう無責任な感覚を妹にお返しします！」**と唱えてみると「あれ？　キレてな〜い！」と不思議な感覚に。

さっきまで「もうこの職場は嫌！」と投げ出したくなっていたのに、その感覚はありません。スッキリした気分で仕事が続けられます。「妹め〜！　面白いことをしてくれたな〜！」とおかしくすらなってきたのでした。

「飽きっぽくて長続きしない」という暗示は誰から入れられた？

ある女性は「何をやっても飽きっぽくて長続きしない」という悩みを抱えていらっしゃいました。この勉強がこれからの自分には必要！　と思って、高いお金を出して教材を購入したにもかかわらず、途中から興味を失ってしまい、「続けられない」となってしまうのです。

趣味でも「これを習得したらおしゃれかも！」と始める時こそ夢が膨らむので

すが、実際にやってみると「私にはこんなことを続けるのは無理！」となって投げ出してしまうのです。「自分は何をやっても長続きしない」と絶望的な気分で感情をゆさぶられてしまいます。

「飽きっぽいのは性格でしょ！」とか「わがままに育てられたからでしょ！」と〝暗示〟とは関係のないものに思えます。でも、**「本当は何を感じているの？」**と質問をしていくと面白いことになります。

質問をしたら「飽きっぽくて長続きしない！」と浮かんできました。それは重々承知しています。次は**「これって誰から入れられた暗示なの？」**という質問を唱えてみると父方のおばあちゃんの顔が浮かびます。

「え？　あのおばあちゃんは、一番優しくて私の面倒を見てくれた人なんだけど？」とその優しいおばあちゃんに暗示を入れられたの？　と疑問に思います。

すると、あのおばあちゃんがおもちゃを買ってくれる時に「あんたって飽きっぽくて長続きしないけれど、それを買ってあげたら本当にやるの？」と何度も言

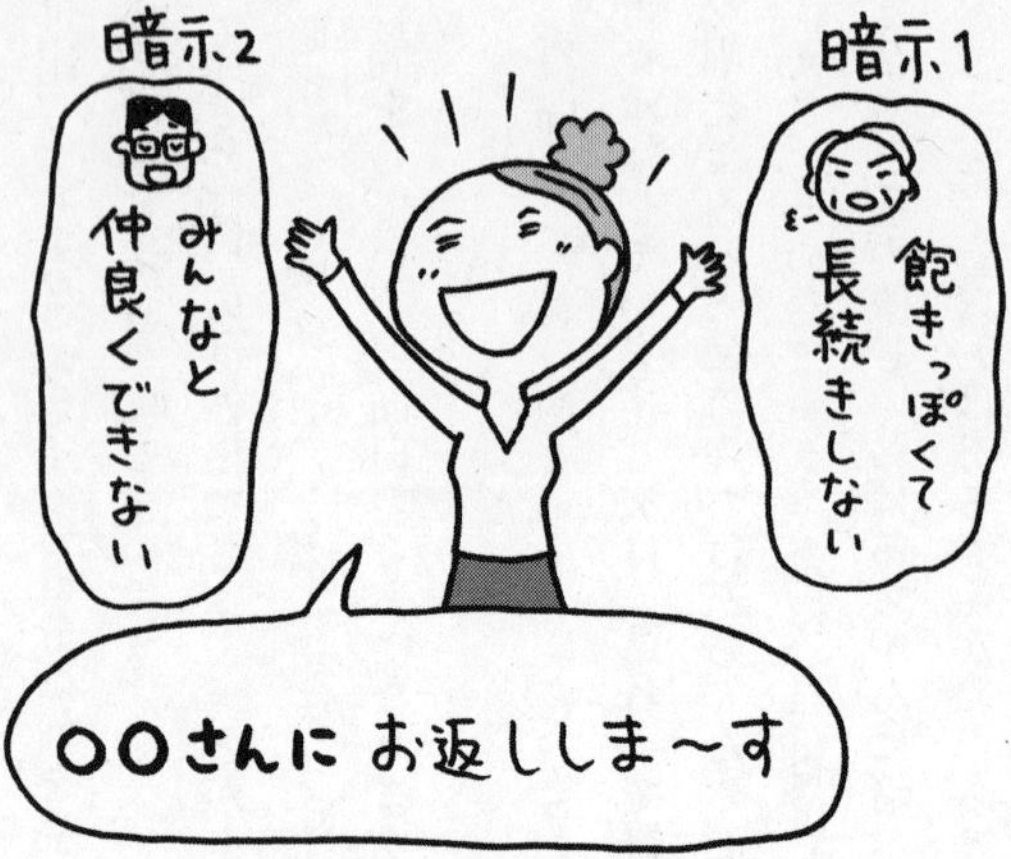
暗示1
飽きっぽくて長続きしない
暗示2
みんなと仲良くできない
○○さんに お返ししま～す

われていたことを思い出しました。

「あ～！　おばあちゃんからたしかに言われてた～！」となります。

両親がおもちゃや趣味の道具を何も買ってくれなかったから、おばあちゃんへのおねだりを繰り返していたのです。そんな時におばあちゃんから言われていた言葉。

ちょっと心が痛むけれど、**「この飽きっぽくて長続きしない、という感覚をおばあちゃんにお返しします」**と唱えると、不思議とスッキリ。

さっきまでの「なんにも続けられない！」という絶望感はすっかり消えて

なくなっています。そして「続けられない」ということがなくなって、いつの間にか「やりたい！」と思ったことを続けられるようになっていました。

人は意外なところで〝暗示〟を入れられて感情をゆさぶられてしまうんです。

「人と仲良くできない」という暗示は誰から入れられた？

職場で「みんなはすぐに打ち解けて仲良くなれるのに自分だけ打ち解けられない」という悩みを抱えていらっしゃる女性がいました。

その女性も「なんとかみんなの輪の中に入りたい」と思って勇気を持って入っていくのですが、やっぱり自分が入っていくことで場の雰囲気がしらけてしまい、それまでみんなで固まって話していた人たちがクモの子を散らすように去ってしまいます。

グループが無理だったら、あの人とは仲良くなれるかもしれない、と思って近づくのですが、途中から「なんで自分ばっかり愚痴の聞き役にならなければならないの！」と理不尽な感じがして、「やっぱり自分は人と対等に付き合えない」と感情をゆさぶられてしまうのです。

「会話の仕方の問題」とか「相手の目をちゃんと見て話さないから」なんて言われたり、もっと積極的になればいいのに、とアドバイスをもらって実行してきたのですが、長続きしないというか、「対等に付き合えない」のは変わらないのです。

どうしても、自分が一方的に努力して無理をして付き合っている感じがあって、対等な感じがちっともしないのです。

そこで**「本当は何を感じているの？」**と唱えてみます。すると、その女性の中に浮かんできたのは「みんなと仲良くできない」という言葉でした。まあ、それで悩んでいるのですから、それが浮かんできて当たり前。

そこで**「誰から入れられた暗示なの？」**と唱えてみると、幼稚園の先生の顔が浮かびます。その先生とは、幼稚園の頃に仲間外れにされてしまった自分をかばって、一緒に遊んでくれた先生でした。

たしかにあの先生！　「みんなと仲良くできなくたって私が一緒に遊んであげるからね！」と言っていた！　あれが暗示になっていたのね〜！　とびっくりです。あの頃、みんなから「〇〇ちゃんは先生のお気に入りだから仲間に入れてあげない！」と言われていたのです。あの先生が原因だったの〜！

そこで**「みんなと仲良くできない、という感覚を〇〇先生にお返しします」**と唱えてみると、「スーッ！」となります。

そして、**人との会話で力むことがなくなり、自然体で話せるようになったら、いつの間にか「飲み会に行かない？」と会社でも誘われるようになり、違うグループからも声がかかるようになった**んです。暗示って面白いのです。

暗示から解かれてみると面白い

ある方は、体調がいいとめちゃくちゃ笑顔で人と接することができるのですが、ちょっと寝不足で不機嫌になると、同僚に喧嘩《けんか》を売ってしまったりします。喧嘩を売るぐらいだったら、ものすごい自信の持ち主なんだろうな、と思っていたら、体調を崩して「もう、この仕事を続けていられない」というくらいまで落ち込んでしまって、ちょっとしたことですぐに涙があふれてきてしまうんです。

体調によって全く人が変わったように変化して感情をゆさぶられてしまうんです。

これって誰にでもあることで、体調でホルモンのバランスが変わってきてしまうからどうしようもないんじゃないの？　と思えます。

でも、念のために**「本当は何を感じているの？」**と唱えてみました。すると「感情が不安定になりやすい！」という言葉が浮かんできました。さらに**「誰から入れられた暗示なの？」**と唱えてみると、「え～！　意外！　元のパートナーだ！」とびっくりします。

元のパートナーとは定期的に喧嘩をして「別れる！　別れない！」の大騒動を起こして近所に迷惑をかけていました。

その時に「あんたは、体調によってすぐに感情が不安定になるんだから！」と責められていたことを思い出したのです。

え～？　それが暗示になっているわけないじゃん！　だってもうとっくの昔にすっぱりと別れたんだし！　と思いながらも、**「この体調によってすぐに感情が不安定になる、という感覚を元のパートナーにお返しします！」**と唱えてみると、なぜかスッキリします。なんだか憑き物が落ちたみたい！

すると、あれ？　いつもだったら「もうダメだ～！」とうつ状態になってしまう時期にうつっぽくなっていない！　そして、イライラしてしまう体調の時でも「イライラしないで、人に対して怒鳴りつけなくなっている！」と自分でもびっくりするほどです。

暗示から解かれてみると面白いのです。

第4章

いつでも平静な心を保つヒント

自分の“無敵の感情と友達になる訓練”をする

「やらなきゃいけない」と思ったことはやらない

感情って、ちょっとした世の中の常識や人の言葉の暗示によってゆさぶられてしまいます。感情をゆさぶられることで「怒りが止まらない！」や「不安に取り憑かれる！」とか「動揺を隠せない」なんて、したくないことをして本来の自分の姿とはかけ離れてしまうのです。

もしここで、感情がゆさぶられている時に**「本来の自分はこんなことをしたいんじゃない！」**という感覚が持てるのであれば、**本来の自分**になって世の中の常識や言葉の暗示などにも影響されず、感情をゆさぶられなくなるはず。

そこで、ここでは普段の行動パターンをちょっと変えて世の中の常識や言葉の暗示から自由になることで、感情をゆさぶられない〝本来の自分の姿〟を確かめてみます。

毎日の仕事にも疲れてしまって、締切にも追われて「苦しい～！　もうこんな生活は嫌だ～！」という感情にゆさぶられていたら、ある人から「嫌なことはやめちゃって好きなことをやったらいいじゃない！」と言われました。

とっさに「そんなの無理！　だってやらなきゃいけないことがたくさんあるから！」と答えていました。その時に「あ！　私はいつの間にか、やらなきゃいけない！」ということに縛られている！」ということに気がつきます。

〝やらなきゃいけない！〟という私の中の常識やルールがあるから本来の自分で生きられず、感情をゆさぶられてしまうんだ、そんなことが見えてきます。

「だったら〝やらなきゃ！〟と思ったことをやらなければいいじゃない！」となります。「でも、〝やらなきゃ！〟と思うことをしなかったら生活が成り立たないんじゃないの？」という不安も浮かんできます。

たとえば締切があって、「原稿を書かなければ！」と思っているのに、やらないの？　ということです。でも結局〝やらなきゃ！〟でやっても、「やらなきゃ！　とわかっているのに思うように進まないし、集中できないで時間ばっかりが無駄に過ぎていく」とか、「やらなきゃ！　と思えば思うほど、自分が本来書きたい文章が書けない」なんてことになって、感情をゆさぶられてしまいます。

「やらなきゃ！」と思ったことを思い切ってやめてしまって**「やりた〜い！」と思った時にやってみる**と「お〜！　結構書いてて面白い！」とか「アイディアが次から次へと湧いてくる〜！」なんてことになっていくのです。

要するに「やらなきゃ！」でやっている時は、本来の自分ではなくて感情をゆさぶられている自分です。感情をゆさぶられている自分で行動しても思い通りにはいかなくて、ますます感情をゆさぶられてしまうのです。

そこで**「やらなきゃ！」をやめてみる**とどうでしょう。

「やりたい！」という本来の自分が出てきて、その自分で行動した時に〝本来の自分〟のパフォーマンスが発揮できますから、「結構、私ってすごいかも！」と

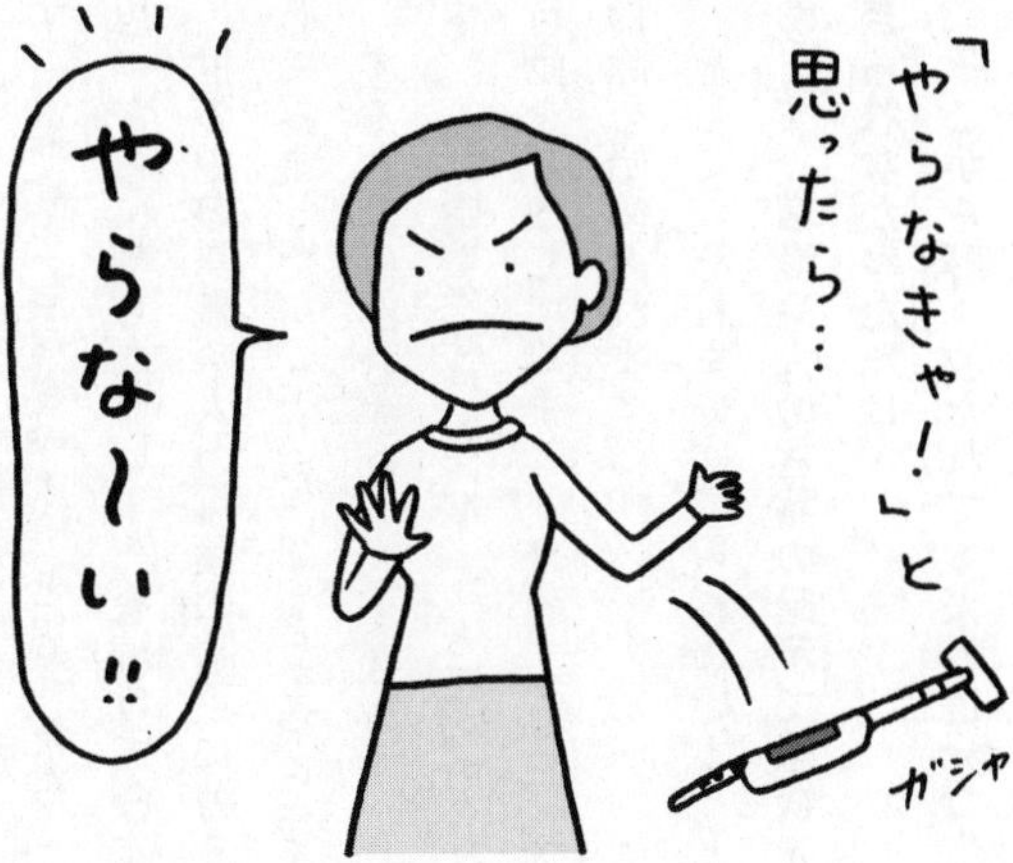

いうことになるのです。感情をゆさぶられていない本来の自分って結構すごいんです。

ある方が、「週末には〝掃除しなきゃ！〟と思うんですけど、ちっともできないんです！」と悩んでいらっしゃいました。

「どうして私はやらなきゃいけないことができないんだろう？」と感情をゆさぶられてしまいます。掃除をしてすべてを片付けたらスッキリして、もっと楽に生活できることがわかっているのですが、それができないのです。

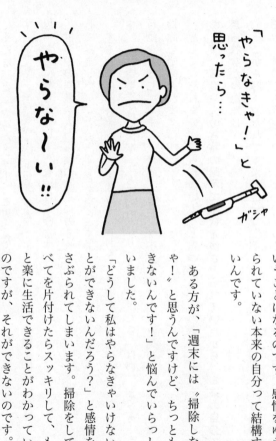

そんな時に**「やらなきゃ！」と思ったらやらない！**を実践していただきます。「掃除をしなきゃ！」と思ったら「やらな〜い！」。「物を捨てなきゃ！」と思ったら「やらな〜い！」を続けてみます。

世の中の常識や人の言葉の暗示に縛られている自分に対してストライキを起こしてみました。「やりたいことをやらせろ！」的なストライキ。

すると身体がむずむずしてきます。「お〜！　物を捨てたい！」となってきます。「掃除機をかけたい！」となってじりじりしてきたら「はい、どうぞ！」と行動を解禁してみましょう。すると、ゲートを飛び出した馬のように生き生きと掃除を始められます。

そして、それまで捨てられない！　と思っていたものをポイポイと捨てていくんです。**常識や人の言葉の暗示で感情をゆさぶられていたから、本来の自分で生きられなかった**だけ。

そこから解き放たれて本来の自分で生きてみたら、それまでの自分とは違ってモノに対する執着がまったくなかったのです。きれいになった部屋で自由と感情をゆさぶられない平静な心を満喫することができるんです。

「本当にしたい！」と思ったことだけをやる

「やらなきゃ！」と思ったことは「やらな～い！」としてみると、「やりたい！」ということが出てきます。

それでも「食事はちゃんと作ってあげたほうがいいんじゃないかな？」とか、「お買い物に連れていってあげたほうがいいんじゃないのかな？」なんて人のために何かをしてあげることを考えてしまったりもするんです。

でも「本当にしたいこと！」ではなくて「あの人に親切にしてあげたほうがいいのかも？」とパートナーのことばかりを考えてやってしまうと、後から「せっかく自分の時間を使ってやってあげたのにちっとも感謝されない！」という怒りの感情でゆさぶられてしまいます。

相手からしたら「頼んでもいないのに勝手にやって、なんで感謝しなければいけないの？」という感じになってしまいますから、ますます「こんなに考えてあげてるのに〜！」と感情をゆさぶられてしまいます。

「本当にしたいこと！」は自分以外の誰かのためにすることではありません。ですから、それをしても周りの反応は一切関係ないので、感情をゆさぶられることがなくなります。

感情をゆさぶられる人は「本当にしたいことなんてわがままなことをやってもいいの？」という後ろめたい気持ちが湧いてきてしまいます。なぜなら、いつも人の気持ちばかりを考えて、これをしたら自分がどう思われるかを自動的に考えてしまう癖がついてしまっているから。

だから「本当にしたいこと！」を考えようとすると、「周りの人に申し訳ない！」とか「苦労している人がたくさんいるのに！」といったことが浮かんできて、「本当にしたいこと！」を考えることすら躊躇《ちゅうちょ》してしまうんです。

でも、相手からどう思われるのかを一切排除してみて、「本当にしたいこと！」を探って実際にやってみると面白いことが起きるんです。

自分の中が静かになっていく

「やらなきゃ！」と思ったことをやらないようにして、そして、周りに気を使うこともやめてしまって「本当にしたいこと！」を実践してみると、意外なことが起きます。

自分では「本当にしたいことをしたら、さぞかし満足感が得られるだろうけれど、周りから冷たい目で見られて後ろめたい気持ちになるんだろうな〜！」なんて想像してしまいます。

でも、**実際に「本当にしたいこと！」をやってみても、周りの人の反応は意外と静かで淡々としています**。批判されるわけでも喜ばれるわけでもなく、相手も自分がしたいことを淡々とするようになっていて、「私が気を使わなくても大丈夫じゃない！」という具合になります。

これまで「私が気を使わなかったら、相手が不機嫌になる」と感情をゆさぶられていて、「相手のために！」といろいろ考えて行動していたのが一切必要なくて、「あ！ 私が気を使わなくても大丈夫！」というのを確認することができてしまいます。

すると、相手の気持ちを考えても感情をゆさぶられることがなくなります。

そして、自分はさらに「本当にしたいことだけ」をできるようになり、それをするたびに「自分が気を使わなくても大丈夫なんだ」とか、「これまで相手の気持ちを考えすぎていたんだ！」という気づきから、どんどん相手の感情や気持ちから解放され、自分の中が静かになっていきます。

「本当にしたいこと」をやっているので、後になって後悔や怒りが湧いてきて感情をゆさぶられることもなくなり、いつの間にか自分の心には静けさが広がるようになっていきました。ただ、本当にしたいことをしているだけなのに。

頭に浮かんだ自分の考えを、ダウトしてみる

感情をゆさぶられてしまう人は、いつも人の気持ちばかり考えていて「自分がしたいこと」なんてあまり考えたことがありません。

「やらなきゃ！」と思ったことをやめてしまって、「本当にしたいこと！」だけをやりましょ、と実践してみようとしても「本当にやりたいことなんて何もあり

うのです。

「やらなきゃ！」をやめてしまうと、途端に緊張が解けて「疲れちゃって何もしたくない」と思い、「本当にしたいことは休むこと！」と自動的に判断してしまいます。

人には、「感情をゆさぶられてしまうって結構疲れるもの」という常識があります。人に気を使って感情をゆさぶられてオロオロして「疲れた」というのが日常になります。

だから休日になったら自動的に、「こんなに精神的にも肉体的にも疲れているのだから、本当にしたいことは〝休みたい！〟だ」と思ってしまいます。

でも、実際に休んでみると「あ〜！　ダラダラして時間を無駄にしてしまった！」と1日の終わりに後悔で感情をゆさぶられてしまいます。

なんだか家族から「何もしない使えないやつ」と思われているような感覚が襲ってきて感情をゆさぶられてしまいます。ということは**「休みたい！」と思った**

のは世の中の常識や「感情をゆさぶられると疲れて休みたくなる〜!」という暗示が入っているだけで、「本当にしたいことじゃない!」という可能性があるのです。

ですから「本当にしたいこと!」と思った時に「休みたい!」と自動的に出てきたら**「本当かな?」とダウト(疑う)してみる**と面白いです。

ある女性は、いつも夫や子どものことを考えて「あの人が不機嫌になっている! どうしたらいいんだろう?」と感情をゆさぶられていました。

いつも感情をゆさぶられていて休む暇がないのです。次から次へといろいろな事件が起きてしまって「私の人生はこうしてゆさぶられ続けて終わってしまうのかも?」と不安になるのです。

「どうしたら心の中が静かになるんでしょう?」ということで**「やらなきゃ!」と思ったことはやらない!**という方法を実践してみることにしました。

いつもだったら「洗濯しなきゃ!」とか「掃除をしなきゃ!」と思いながらも

体がなかなか動かなくて、手がつけられません。疲れ切っている体を動かしてどうにか掃除や洗濯をしても、夫と子どもは何も手伝ってくれないので、怒りで感情をゆさぶられてしまいます。

そこで、「やらなきゃ！」と思った掃除と洗濯を思い切ってやめてみて、**「本当にしたいこと！」**をやってみることに挑戦してみます。女性が思っていた通り、「本当にしたいこと！」として頭に浮かんできたのは「休みたい！　ゆっくり寝ていたい！」でした。

でも「浮かんできたものをダウト（疑う）してみて！」と言われていたので「本当かな？　本当に休みたいのかな？」と優しく自分自身に問いかけてみたら、「本当は美術館に行きたい！」と浮かんできて「びっくり！」。

「え？　そんなこと思いもしなかった！」ということが浮かんできて、ちょっとうれしくなります。「本当にしたいことが浮かんできたらやってみて！」と言われていたので、さっそく美術館に行ってみて、油絵を眺めていたら、不思議と普段の疲れで凝《こ》り固まっていた肩のコリが解《ほど》けていくような感覚がして、美術館の

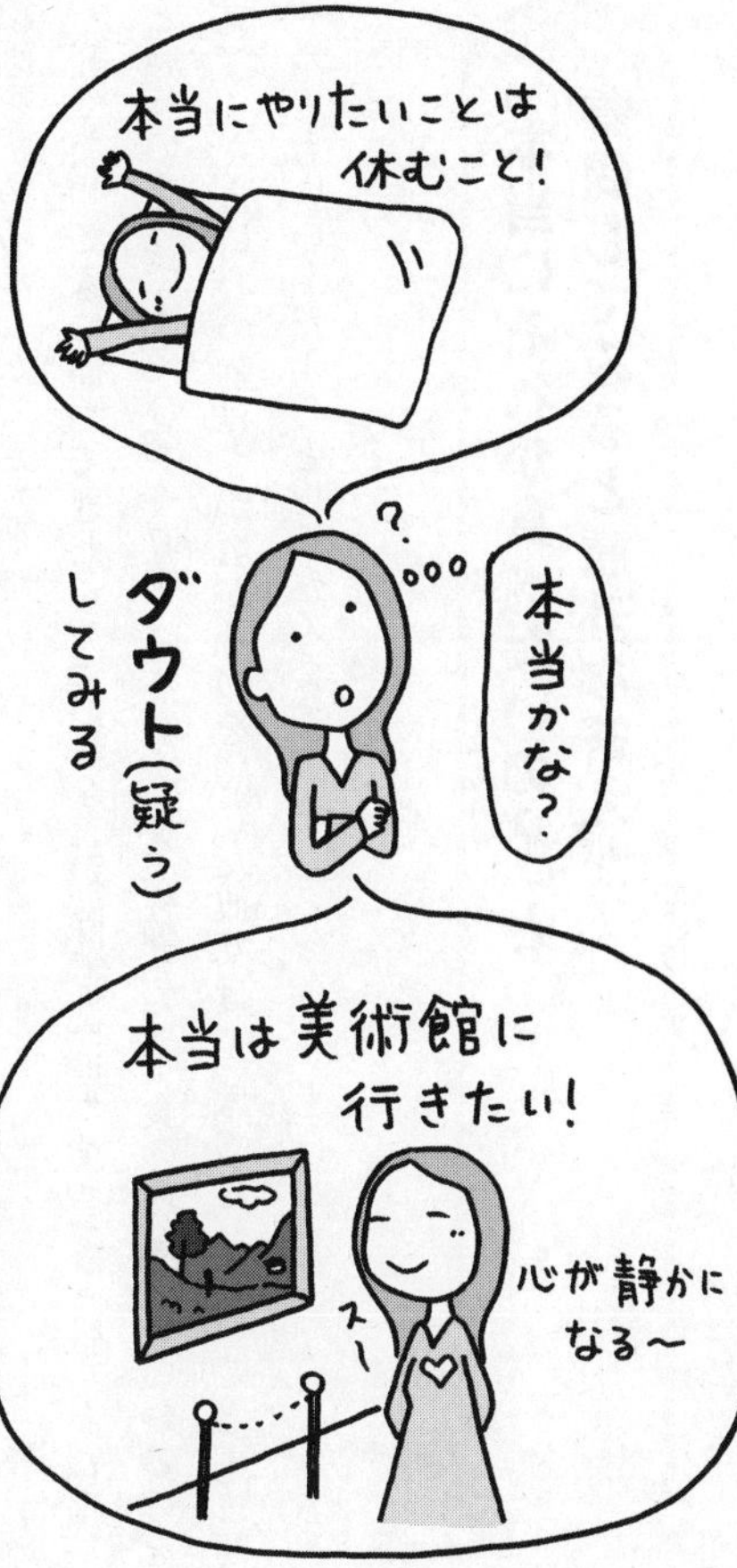
本当にやりたいことは
休むこと!
本当かな?
ダウト(疑う)
してみる
本当は美術館に
行きたい!
スー
心が静かに
なる〜

中で深呼吸ができるようになります。

深呼吸するたびに女性の心は美術館の中のように静かになり、静かな気持ちで絵画を眺めることができたのです。

軽くなって家に帰ってきたら、「あれ？　掃除も洗濯もやってくれたんだ！」というのを見てまたびっくり！　夫と子どもが静かに夕食の用意をしているのを見て、さらに心の静けさが広がるのを感じた彼女は、「本当にしたいこと！」をやってもいいんだ！　と思えたんです。

「本当にそれが食べたいの？」と質問してみると意外な答えが

「本当にしたいこと！」をしてみると、感情をゆさぶられることがなくなり、心に静けさが広がっていきます。

でも、本当にしたいことは、一度浮かんでも〝ダウト〟して**「本当にしたいことは？」**ともう一度心に問いかけてみることで、自分でも意外な答えが出てくるのです。

〝食べ物〟に関しても同じことが起きます。空腹感から「あー！　コンビニ弁当でいいから食べたい！」と浮かんできますが、食べた後で「あー！　サラダにすればよかったのに！　ダメな私！」と後悔で感情をゆさぶられてしまいます。お腹が空いたら適当に食べて後悔して感情をゆさぶられてしまうダメな私、という〝自己暗示〟が入っていたりするのです。

でも、「サラダを食べなくちゃ！」というような「〜しなければ！」ということをやってしまっても、「私は太ってだらしない人と思われている！　だからサラダを食べなくちゃ！」などと人が思っていることを考えてしまい、感情をゆさぶられるんです。

感情をゆさぶられてしまうと、「食事のコントロールができなくてだらしがないんだ」という〝暗示〟によりポテトチップスを夜中にバリバリ食べてしまって、「サラダを食べなくちゃ！」を帳消しにするどころか無意味な努力になってしまうので、ますます感情をゆさぶられてしまうんです。

ある女性は「やせなくてはいけないのにやせられない！」ということで、常に感情をゆさぶられていました。そこで**「やせなくてはいけない！」と感じたら「やらなきゃ！」と思ったらやらない！を実践**してみます。本当の自分の姿になるってどういうことなんだろう？　と興味津々《きょうみしんしん》。

さらに、「本当にしたいことをする！」ということで「本当に食べたいものが食べられるんだ！」とちょっとワクワクしてもいます。お腹が空いてきて「ダイエットをしなきゃ！」という感覚が湧いたら「いたしません！」とそれを拒否します。

そして「本当にしたいことをする！」ということで「本当は何が食べたいの？」と考えたら、「カレーライスが食べたい！」という答えが。

でも一度〝ダウト〟するように言われたので「本当にカレーライスが食べたいの？」と再度自分に問いかけてみます。すると「玄米ご飯が食べたい！」と浮かんできました。「なんじゃそりゃ！」と自分の中では予想もしなかった答えだったので驚きます。

でも、近くの玄米ご飯の弁当屋さんで買って食べたら「あれ？　全部食べられないかも？」。いつもだったら、ペロリと大盛りご飯を食べられていたのに、なぜか食べきれずに残してしまいます。「これが本来の私の姿なの？」とちょっとびっくり。

家に帰ってからも、いつもだったらポテトチップスを食べてしまうところですが、「本当にポテトチップスが食べたいの？」と〝ダウト〟してみると、「いらな〜い！　ミネラルウォーターが飲みたい！」とお風呂の中でミネラルウォーターを飲んでちょっと満足。それでぐっすり眠ることができて、朝起きた時の不快な感情にゆさぶられることがなくなっています。なんだかスッキリしている！

そして通勤の時も、「あの人は私のことをどう思っているのだろう？」などといつも会社の人たちの気持ちを考えてしまい、感情をゆさぶられていたものがありません。

静かに電車に乗って街の風景を楽しむことができてしまったのです。「やらなきゃ！」と思っていることをやめて「本当にしたいことは？」と自分自身に問いかけてそれを実践していくと、**どんどん身軽になって、心の中に静けさが広がっていったん**です。

「本当に寝ていたいのか？」とダウトしてみると面白い

休みの日に、いつもダラダラ寝てしまう人がいます。後になって「あ〜！ もっと早く起きてちゃんとやっておけばよかったのに！」と後悔で感情をゆさぶられてしまう、ということは〝本来の自分〟で生きていないということになります。

〝本来の自分〟になるために、〝常識〟や〝暗示〟から脱却するために、「〜をやらなきゃ！」というのをとりあえずやめます。すると「早起きしなければ！」というのを「やめてしまおう！」となります。

「本当に早起きする努力をやめてしまって大丈夫なの？」と不安になります。

でも「早起きするのをやめてしまおう！」と思ったのに、朝、自然と目が覚めて「あれ？　まだこんな時間！　本当はもっと寝ていたいのに！」となります。

これが不思議です。〝暗示〟から解放されて本来の自分になってみると、結構早起きだったりするんです。

「本当はもっと寝ていたい！」が自分の本当にしたいこと？　と〝ダウト〟して、「本当にもっと寝ていたいの？」と思った瞬間に「あれ？　起きたいかも！」と思えてきます。

「いつもダラダラ寝ている」という暗示から、ダラダラして起きることができなかったので、「なんでもっと時間を大切にしなかったんだ〜！」と感情をゆさぶられていました。それがなくなって静かな気持ちで起きられて、本当に自分がしたいことができてしまいます。

いつものようにテレビをつける時、「本当は何がしたいの？」と問いかけてみる

私自身も、休みの日は起きて歯を磨きながら、いつも自動的にテレビのリモコンに手を伸ばして、テレビ番組をチェックしてしまいます。そして、ついつい番組を観てしまって、気がついたら「あー！　時間を無駄にしてしまった！」と感情をゆさぶられてしまいます。

自分では「普段の仕事で疲れてしまっているから、頭を使わないテレビを観たい！」と思ってしまうのです。でも「時間を無駄にしちゃった〜！」と感情をゆ

さぶられてしまうということは〝本来の自分〟では生きていないことになります。

自分では朝起きてぼーっとしていて、考えないでテレビのスイッチを入れてしまうのですが、そこで**「本当は何がしたいの？」**と自分自身に問いかけてみると「本当は音楽が聴きたい！」という思ってもいないような答えが自分の中から返ってくるのです。

ある女性は、家に帰るといつもテレビを観ながら食事をして、早く寝ないとと思いながらも、いつの間にか深夜までテレビを観てしまって、「またやってしまった！」とため息をついてしまいます。食べた物の片付けをするのも億劫になって、お風呂にもゆっくり浸《つ》かることができず、「なんでいつもこんなダメな生活を送っているんだ〜！」と感情をゆさぶられています。

母親から「なんであんたはいつまでもダラダラとテレビを観ているの！」と怒られたことを思い出して暗い気持ちになってしまいます。寝るのが遅くなって、朝の出勤時間に起きた時には泥のような気分で、職場では同僚から四面楚歌《しめんそか》状態になっていることを思い出してしまい、「仕事に行きたくない」と、感情がゆさぶられます。

どうやったらこの生活から抜け出して本来の自分で生きられるようになるの？ということで、**「やらなきゃ！」と思ったらやらない！**を実践してみます。

「早く寝なければ」というのをやめて、食事の際、テレビのリモコンに手を伸ばした時に**「本当は何がしたいの？」**と自分自身に問いかけてみます。すると、「本当は、食事をおいしく食べたい！」とありきたりな答えが自分の中から浮かんできます。たしかに、いつもはテレビを観ながら食べているので、食事に集中できていなかったな、と思って食事をおいしく食べてみよう、ということをしてみます。

レストランで流れているような音楽をＣＤで流しながら食事をしていると、不思議といつもだったらテレビを観ていても思い出されてしまう職場の不快感が浮かんでこなくなり、感情をゆさぶられることがなくなります。

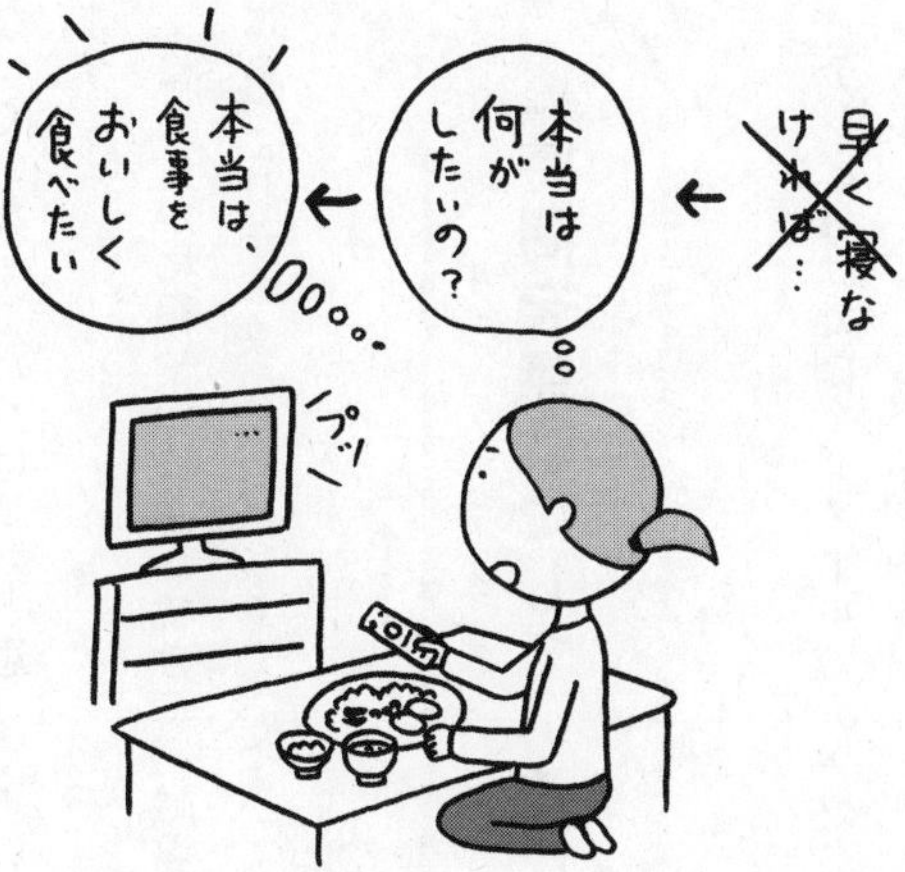

早く寝なければ…
本当は何がしたいの？
本当は、食事をおいしく食べたい
プッ

食事を終えて「はーあ！」とテレビのスイッチに手をかけた時にもう一度**「本当は何がしたいの？」**と自分自身に問いかけてみると、「本当は音楽を聴きながらお風呂にゆっくりと入っていたい！」と浮かんできます。

そこで「食器を片付けなければ！」というのを無視してお風呂に入ってみると、やはり不快な記憶で感情をゆさぶられることがなくて、心がどんどん静かになっていきます。お風呂から出たら、自然と「食器と台所をきれいにしたい！」と思えるから不思議。

結局、いつもよりもずっと早く寝ら

れて、朝もスッキリ起きて職場に行くと「あれ？　私って同僚と険悪なムードになっていなかったっけ？」と思うくらい、同僚とも普通に話ができてしまっています。

にこやかに穏やかに話ができて、職場の中でも静けさを感じることができた時に、「これが本来の自分の姿なんだ！」とうれしくなるのです。

「時間を無駄にしているな」と思った時

テレビだけでなく、メールのチェックやインターネットで検索などをしていても時間はあっという間に過ぎてしまって、「あ！　また時間を無駄にしちゃって、やらなきゃいけないことができなかった！」ということになってしまいます。

「自分に必要なものだからやりたいことをやっているはず！」と思っても、何かをやる時は**「本当は何がしたいの？」**と自分に問いかけてみると面白いことになります。

ある方は、仕事でも家でも計画を立てる時は、インターネットを使ってすべての情報を収集して完璧にやらなければ気がすまない性格です。

ところが、家族のためにどれだけ計画を練っても、旅行がスムーズに進むのは当たり前のような態度を家族がとるので、それにイラッとして「なんで？　こんなにやってあげたのに！　時間が無駄になった！」と感情がゆさぶられます。

会社でも仕事の引き継ぎや指示などは、指示の仕方などをネットで調べて完璧にやってあげているのに、その価値を会社の人間は理解しないで、渡した書類などがぞんざいに扱われて、「あんなに時間をかけて調べたのに！　時間が無駄になった！」と感情をゆさぶられます。

そこで、〝本来の自分〟で生きられたらこんなに感情をゆさぶられることはな

くなるのかな？」という期待を込めて、「『やらなきゃ！』と思ったらやらない！」を実践してみました。

さっそく、職場で同僚と話をしている時に「あ！　インターネットで調べてあげなきゃ！」と思ったのですが「いたしません！」と自分からは動かないようにします。「本当は同僚のために調べてあげたいんだけど！」と思った時に**「本当は何がしたいの？」**と自分に問いかけてみます。

すると「近くの喫茶店に行きたい！」と自分の中から浮かんできたので、「余計に時間を無駄にしている感じになるじゃん！」と思いながらも喫茶店に行って、紅茶を飲んでみると、不思議と同僚のことが頭から消えて、スッキリして仕事の計画を練ることができます。

いつもだったら職場のインターネットを使ってどんどん検索をしてしまうから、時間だけがただ無駄に過ぎてしまって、「自分の仕事が全然終わっていないじゃない！」という状態で結局残業ばかりが増えていました。ところが今回は、職場に戻ったら、喫茶店で練った計画を実行して、あっという間に仕事が終わり

「定時で帰れるじゃん！」となります。

「いつもはなんて時間を無駄にしていたんだ！」という後悔とともに、**「本当は何がしたいの？」**と自分に問いかけてみると「早く帰ってゆっくり寝たい！」と浮かんできます。

それを実践してみると、どんどん無駄な時間と思われていたものがなくなり、時間を自由に使えるようになって、感情をゆさぶられることがなくなったのです。「本当は何がしたいの？」と自分自身に問いかけてみると面白いんです。

何もすることがないな、と思った時

「やらなきゃ！」と思うことは〝常識〟や〝ルール〟に縛られていて〝本来の自

分〟ではないから、「やらない！」というふうに実践してみると、「何もやりたいことがない！」と思ったりします。何もしたいことが浮かんできません。

「しばらく時間がたったらやりたいことが見えてくるのかな？」と思って待って、それでも「何もすることがないかも！」となった時に**「本当は何がしたいの？」**と自分に問いかけてみるのです。

すると「散歩に行きたい！」という小さなしたいことが出てきて「え〜！　そんなことやったって無駄じゃない！」と思ってしまうのですが、とりあえず散歩に行ってみます。

ところが、歩いているうちに、頭がだんだん静かになってきて「あ〜！　何もすることがない！　と思っていたのって、いろんな不快なことが頭を巡っていたから自分の感覚がわからなくなっていただけなんだ！」とわかるようになったりするんです。

「ちょっと出かけよう」と思っただけで「車がぶつかってきたらどうしよう？」とか「電車で変な人に遭遇したら嫌な気持ちになるな」なんて不安なことが浮か

んできて感情をゆさぶられていたのです。

でも「やらなきゃ！」と思ったことをやめて、本当に自分のしたいことをやっている時って、不思議とその不快な想像で感情を振り回されなくなるから面白いんです。

ある女性は、ちょっとでも外に出かける時は「トイレに行きたくなったらどうしよう？」と自分が使えるトイレの位置を必ず事前に確認してしまいます。

そして、出かける前は「窓の鍵とドアの鍵のチェック！」をして、さらに水まわりのチェックを何度もするので、時間がものすごくかかってしまうし、そのチェックが面倒くさいから外に出るのが億劫なのです。

でも、外に出ないと「なんで1日無駄に過ごしちゃったんだろう！」と後悔するので、「なんとか外に出なければ！」と大変な思いで感情をゆさぶられながら外出していました。

それが、**「やらなきゃ！」ということを「いたしません！」**とすることで、〝本来の自分〟に戻れて感情をゆさぶられなくなる、ということを知り、「ドアや窓、そして水まわりのチェックを何度もいたしません！」とやめてみることにしたのです。

やめてみると、「確認したい！」といても立ってもいられなくなったので、**「本当は何がしたいの？」**と自分自身に問いかけてみます。

すると**「何もしたいの？」「何もしたくない！」**と浮かんできます。

たしかに、何もしなければいちいち確認をする必要がないから「やっぱり何もしたくないんじゃん！」と思ったのですが、念のため、もう一度**「本当は何がしたいの？」**と自分に問いかけてみます。すると自分の中から**「出かけたい！」**というのが浮かんできました。

「おい！　おい！　チェックをしなければ出かけられないじゃない！」とツッコミを入れたのですが、やっぱり自分の中では「出かけたい！」と浮かぶので、思い切ってチェックをしないで外に出て商店街まで歩いてみることにしたのです。

歩いていて、前だったら「あれ？　鍵を閉めたっけ！」とか「水まわりは？

窓の鍵は？」とあんなに確認したにもかかわらず気になってしまって、何度も家に帰りたくなっていたのに、今回はそれがない！　とびっくりします。

そして、商店街に行ったら「あ！　私、そういえば商店街の散策に来たかったんだけど、いつも鍵のことやトイレの場所が気になってしまって、ゆっくり散策できなかったんだ！」ということを思い出します。

自分の中から湧いてくる〝本当にしたいこと〟をやってみると、こんなにも心が静かになって、楽に生きられるんだ、ということに気がついてまたびっくり。

「もう、〝やらなきゃ！〟と思ったことをやるのはやめてみちゃお！」と楽しくなってくるんです。

そして、やめてみて、本当にやりたいことをやればやるほど心の中が静かになって楽に生きられるようになっていくのです。

ルールから解放されてみると、そこには感情の凪がある

〝本来の自分〟で生きられるようになれば、感情をゆさぶられなくなります。でも、普段のルールや常識に縛られているのが〝本来の自分〟と勘違いしてしまっているから「本来の自分で生きても感情をゆさぶられてしまうのでは？」と不安になってしまうのです。

不安で感情をゆさぶられる、ということは、なんらかの常識やルールに縛られていて、本来の自分で生きていない、ということになるので、その原因となっている常識やルールを見つけて、そこから自由になってみると楽しくなってきます。

私は**〝本来の自分〟で生きたとしても、感情をゆさぶられて苦しくなることか**

ら解放されるわけがない、と思っていました。

毎日、仕事だってやりたいことをやって、運動だってしているのですが、ちょっと人から批判的なことを言われたりすると、感情をゆさぶられてしまい、「人の言ったことなんて関係ない！」とは思えないのです。

どうしても言われたことをもう一度自分の中で検証して、ますます感情をゆさぶられてしまいます。そんな時は〝本来の自分〟で生きていないのかも？　と思ってみて、**「自分はどんな常識に縛られているの？」**と自分に問いかけてみます。

すると「仕事で疲れが溜まっていて、仕事がストレスという常識に縛られている」ということが浮かびます。

「これは意外！」と自分では思います。好きな仕事をとことんやっている！　と思っていたのですが、やっぱり「仕事で疲れているからやりたいことができない！」とか「自分の時間がない！」なんてことを感じていたのを思い出します。

「え？　では、仕事をしていて疲れないの？」と自分自身に問いかけてみると、「たしかに〝疲れる〟というのは暗示かもね！」と浮かんでくるから怖くなります。

というのも、「疲れるのは暗示」と自分の中から浮かんできた途端に、目がぱっちりと開いて「なんだ！　今からやりたいことがやれるかも！」とワクワクしてきたから。

すると、さっきまであんなに感情をゆさぶられていた他人からの批判がどうでもよくなっている、現金な自分がそこにいました。

やりたいことをやらずに「疲れているから休まなきゃ！」とやりたくないことをやっていたから〝本来の自分〟で生きられなくなって、感情を振り回されていたんだ、というのがよくわかるようになったのです。

疲れていてイライラしているはず、という常識からも自由になる

疲れるとイライラしてしまう！　という〝常識〟も〝本来の自分〟で生きるのを邪魔する要素です。

なぜなら「イライラしないようにしなければ！」と努力すればするほど、自分らしく生きられなくなり、かえって感情をゆさぶられやすくなってしまうからです。

ある女性は、職場の中でイライラしてくると知らず知らずのうちに強い口調になって相手の反感を買ってしまいます。そして「どうして私ばかりこんな目に遭うのだろう？」といつも感情をゆさぶられてしまうのです。

できるだけ**「本当は何がしたいの？」**と自分自身に問いかけて、浮かんできたことをやろうとしているのですが、どうしても疲れていると「イライラして止まらない！」となり、人の言動で感情をゆさぶられてしまうのです。

女性は、〝本来の自分〟で生きているはずなのにどうしてこんなに感情をゆさぶられてしまうの？　と思って、**「どんな常識に縛られているの？」**と自分に問いかけてみます。

すると、「疲れるとイライラしちゃうという常識！」と自分の中から返ってきます。「え？　疲れるとイライラしたり気分が落ち込むものじゃないの？」ともう一度自分に問いかけなおしてみると、「そんなのただの常識だから！」という答えが自分の中から浮かんできて、その途端に気分が楽になりました。

「そっか！　たしかにさわやかな感じで疲れた表情をした人もいるもんな！」と思ったら、「なんだ！　疲れてもイライラしないのかも？」と思えてきたのです。

イライラしないと、疲れたら同僚たちと一緒に「今日も1日頑張って仕事をして疲れたね！」とさわやかな気持ちで伝えることができ、相手からのさわやかな笑顔と「疲れましたね！」という言葉を聞いた時に、不思議と心の中が静かになって〝本来の自分〟の姿を確認することができたのです。

みんなと一緒に〝安心〟に満ちあふれた自分の姿を感じていたのです。

家族の常識からも解放されると、凪がある

「やらなきゃ！」と思うことはやらない！」、そして「本当にしたいことをする！」を実践してみて〝本来の自分〟で生きられるようになっているはずなのに、「どうしても家族のことが気になってしまって、つい手を出して感情をゆさぶられてしまう」という方がいらっしゃいました。

職場では「いたしません！」とやらなきゃいけないことをバッサリ切って、自分のやりたいことをやって、他の人が思っていることが気にならなくなった〜！と楽になったのです。

でも、年を取った家族からの電話は別でした。つい「大丈夫かな？」とか「なんとかしてあげなければ！」といても立ってもいられなくなり、ついには手を出

してしまって「あんなことをしなければよかった」と感情をゆさぶられてしまいます。

家族のことが心配になって何かをすれば、不安が膨らんでしまい、感情をゆさぶられてしまうことがわかっている場合でも「家族だから」という思いで、それを断ち切ることができないというわけです。

そこで、**「どんな常識に縛られているの？」**と自分に問いかけてみます。「家族を大切にしなければいけない、という常識に縛られている！」と自分の中から浮かんできて、「そんなのわかっているよ！」と思ったのです。

わかっているけれど、それを断ち切れないから困っているんでしょ！と自分の中から浮かんでくる考えにツッコミを入れてみます。

ツッコミを入れた途端に「年齢を重ねたら弱くなる、という常識に縛られている」と、聞いてもいないのに自分の中から浮かんできて、さらに「自分の助けがなくなってしまったら家族が不幸になる、という常識に縛られている」という余計なことまで出てきます。

「そんなことを！」と思って自分の考えを打ち消そうとした時に「え？　待てよ！　たしかに、自分が面倒を見ないと家族が不幸になるという常識が自分の中にはある！」ということに気がつきました。

さらに「なくなってしまったら不幸になる、という常識が自分の中にある」ということにも気づかされてしまいます。

家族をなくしたら不幸になるのだったら、みんな不幸になっちゃうよな！　なんてことを考えているうちに、「家族の心配をしなきゃ！」というのをやめてみようと「やらなきゃ！」と思っていたことを手放すことができました。

そして**「本当は何がしたいの？」**と自分の中に問いかけた時に、「家族のことを温かい目で見守りたい！」というのが出てきたのです。

家族を温かい目で見守った時に、不思議と自分の中から「家族は大丈夫」と〝本来の自分〟が感じていたことを感じられるようになって、家族に対しても、そのままの姿の家族を受け入れられるようになったのです。

すると、その方の家族は不思議と、それまでとは違った自立した生き方をするようになりました。それまでと違った生き生きとした家族の姿を見ていると、自分が本当にしたかった「温かい目で見守る」というすばらしさを実感できるようになったのです。

第5章

人間関係の生きづらさを解消する暗示と口ぐせ

人の気持ちを
想像しすぎてしまうから、
感情に振り回されてしまう

人の気持ちを考え始めたら「だから何！（So What!）」とつぶやく

ここでは感情をゆさぶられる人が「人間関係の生きづらさを解消する簡単な方法」を紹介していきます。人間関係で感情をゆさぶられるいつものパターンに入りそうになったら、**簡単な暗示の言葉を唱えるだけで「あれ？　感情をゆさぶられないかも！」**となる方法です。

私たちは普段知らないうちに〝暗示の言葉〟を使っています。「あの人は苦手だな」とか「嫌だな」という言葉を口に出したり頭の中で思ってしまっても、その言葉が〝暗示〟となって「嫌だな〜！」で感情をゆさぶられます。

〝暗示の言葉〟には他人や自分の思考や感覚、そして行動を誘導したり、操ったりする力があります。

たとえば、ある学生さんが、授業でテニスの試合をする時に、実力№1の対戦相手に「足を痛めているみたいだけれど大丈夫？」という〝暗示〟を入れてしまいました。

すると、「え？　別に痛めてませんけど？」と相手はあっけにとられてその言葉を否定しましたが、試合中に足が気になって思うように動けなくなり、彼は「実力的に絶対に勝てない相手に勝てたかも！」となったのです。

これは悪い例ですが、言葉の力は人を不自由にしたり、逆に簡単に自由にすることができたりするんです。

人間関係で生きづらさを感じている、感情をゆさぶられる人も、知らず知らずのうちに「生きづらくなる暗示の言葉」を使ってしまっているから「人間関係で感情をゆさぶられてしまう！」となってしまっている可能性があります。

その暗示の言葉を、**別の暗示に置き換える**ことで「あれ？　人間関係でゆさぶられなくなったかも！」というようになり、「人間関係がどんどん楽になっていくかも〜！」と変化していくんです。

感情をゆさぶられる人は「人の気持ちがわかってしまう〜！」という暗示が入っているから「あの人は私のことを馬鹿にしているに違いない！」とか「みっともない格好をしているから誰からも相手にされない！　と思っているに違いない！」ということが、相手のちょっとした言動から浮かんできてしまうのです。

だから、相手が直接的にはそんなことを言っていないにもかかわらず、「そんなことを思われている。どうしよう〜！」と感情をゆさぶられてしまいます。

人の気持ちが伝わってきて感情がゆさぶられる時には**「だから何！（So What！）」**という〝暗示の言葉〟が効果を持ちます。

この「相手の気持ちがわかる」という〝暗示〟から広がって、「相手の心の中にある真実がわかれば、私の感情は凪になる」と信じてしまっているので、グルグルと相手の気持ちを考え続けてしまうのです。

「だから何！（So What！）」と唱えると〝本来の自分〟が目覚めて、じつは「相手の中には真実がない！」ということに気づかせてくれ、相手の中の真実

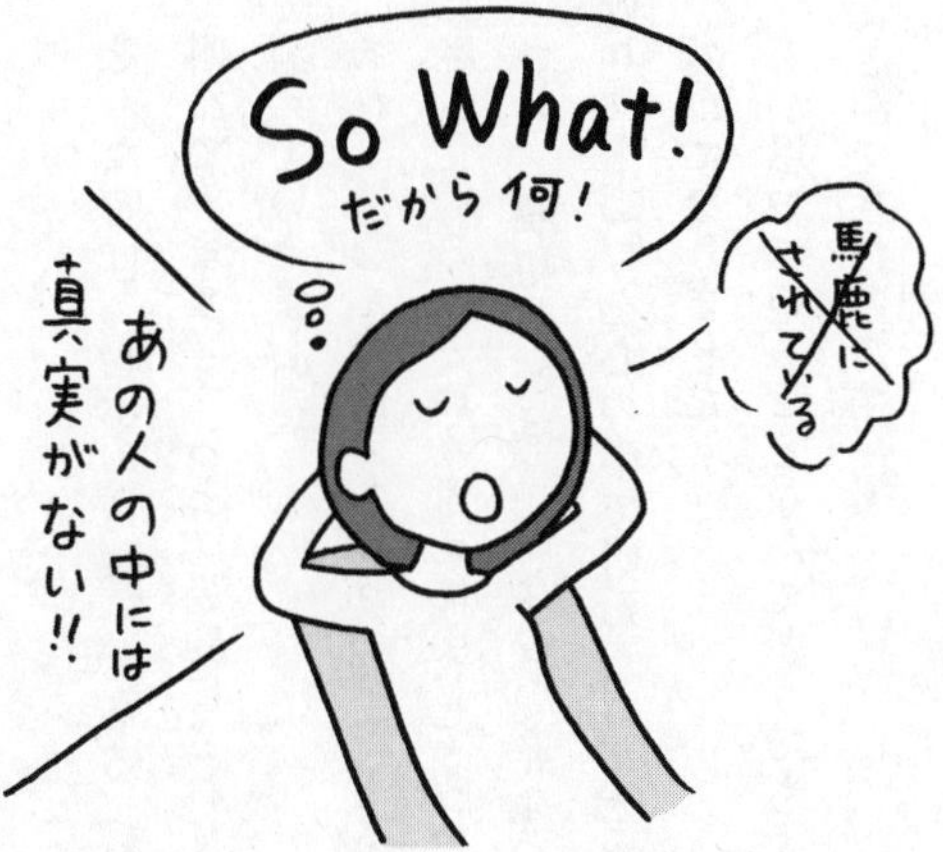
So What!
だから何！
あの人の中には真実がない!!
馬鹿にされてる

を探るためにグルグル考える必要がなくなるのです。

ある女性が子どものママ友と会話をしている時に「ダイエットとかしないの？」と言われて「え？」となりました。

それをきっかけに「ママ友から〝太っている〟と思われている」ということに始まり、「太っている、なんてことは私が見下されているから思われるんだ」ということになり、「みんなから下に見られて馬鹿にされているんだ」と、想像がどんどん膨らんでしまい、「私はみんなから馬鹿にされている〜！」と感情をゆさぶられてしまったのです。

そんな時に〝暗示の言葉〟である「だから何！（So What！）」を頭の中で叫んでみます。すると「馬鹿にされている」のも「どうでもいい」感じになって消えていきました。

「あれ？　なんで消えちゃうの？」ともう一度「太っているからママ友から馬鹿にされている」という考えに戻してみて感情をゆさぶってみます。

でも、最初ほどは気にならなくなっていて、もう一度「だから何！（So What！）」を心の中で叫んだら、本当にどうでもよくなってしまって心の中が静かになりました。

「人が思っていることなんてどうでもよかったんだ〜！」と本来の自分を感じることができたのです。

相手が自分のことをどう思っているのか気になったら、「私の意図が正確に伝わりますように」とつぶやく

先日、仕事の予約が入っていたのに、相手からキャンセルの電話がきました。ぽっかりと穴が開いたスケジュールに不安が募《つの》ります。「あなたには能力がない、と思われてしまったのかな？」と考えてしまって感情をゆさぶられます。どうしてキャンセルになったのか？　その理由は相手に聞かなければわからないのに、「相手が私のことを悪く思っているから」と勝手に想像してしまうのが感情をゆさぶられる人の特徴です。

「相手が自分のことを否定的に思っているに違いない！」と不安になったら、**「だから何！（So What！）」**でもいいのですが、**「私の意図が正確に伝わりますように」**と心の中でつぶやくのが有効です。

「相手が自分のことをどう思っているのか？」とグルグル考えている時って「自分の善意が相手に伝わっていない！」時だったりするんです。「こんなに一生懸命に相手のことを考えているのになぜ？」と、どうして**自分の善意が相手に伝わらなかったのか？**という原因をグルグル考えて相手の誤解を解きたくなってしまうのです。

この時に**「私の意図が正確に伝わりますように」**という暗示の言葉は〝本来の自分〟に働きかけます。本来の自分は「自分の意図は正確に相手に伝わるわけがない」ことを知っているのです。「そんなことわかっているのに相手の気持ちを想像するのがやめられない」というのが、〝感情をゆさぶられてしまう暗示〟なのです。

そして、その〝感情をゆさぶられてしまう暗示〟を打ち消してくれるのが、「私の意図が正確に伝わりますように」です。

ある女性が長年お付き合いのあるお客様と突然、連絡が取れなくなってしまいました。彼女は、「私が最近なれなれしくしすぎたからかな？」とか「あの時〝大丈夫ですよ！〟と言った一言で腹を立てられてしまったのかな？」などと考えて感情をゆさぶられます。

「そんなことを考えたって仕方がない！」と思ってやめようとするのですが、ふとした瞬間にその人のことが浮かんで、「相手の気持ちを考えるのがやめられない！」と苦しくなってしまっていたのです。

そんな時に**「私の意図が正確に伝わりますように」**と心の中で唱えてみました。すると女性の心の中が「スーッ！」と落ち着きます。あんなに波立っていた感情が静かになり、フッと「出会いがあれば別れもあるもんな」と思えるようになっていたのです。

そして、そのお客様のことを思い出しても苦しくなくなったら、不思議とお客様からまた電話がかかってきた、というのを聞いて、ちょっと面白くなってきたんです。「私の意図が正確に伝わりますように」と心の中で唱えるのが。

ある女性が「最近パートナーの態度がそっけないな〜」と感じ始めて「私のこ

とをもうどうでもいいと思っているのかもしれない」と考えてしまいました。そこから「魅力がないと思われている」というネガティブな考えが浮かんでしまい、「他の人に気持ちが移ってしまっていて、私のことはどうでもいいと思っているのかも？」と不安になった彼女は感情をゆさぶられてしまいます。

パートナーの気持ちを考え続けてやめることができず苦しくなったので、**「私の意図が正確に伝わりますように」**と心の中で唱えてみました。すると頭のざわつきがなくなり、心の中が静かになります。さらにもう一度**「私の意図が正確に伝わりますように」**と唱えてみると、静かになった心の中から**「自分のパートナーに対する思いが強すぎて優しくしすぎていたのかもしれない！」**と浮かんできました。

そして「そんなにパートナーのことを思う必要はないんだ！」という考えが浮かんできて、パートナーのことを考えるのをやめてしまいました。ところが、やめたら、不思議とパートナーが話しかけてきて、「仕事で大変なことがあってさ〜！」と打ち明けられたのです。「そっちかい！」とあんなに心配した自分がちょっと恥ずかしくなってしまうのでした。

「わかってもらえない！」と思ったら「不安で相手とつながっている」とつぶやく

パートナーと会話をしていて、「昨日、私が作った料理、どうだった？」と聞いてみると「あ、おいしかったよ」とまったく気持ちがこもっていない返答。「この人のことを思ってあんなに調べて作ったのに、ちっともその努力をわかってもらえていなかった！」と感情をゆさぶられてしまいます。

一生懸命に相手のことを考えて、相手も私がしていることを理解してくれていると思っていたのに、ちっともわかってもらえていなかったことが、相手のちょっとした反応からわかってしまって、独りよがりだった自分が悲しくもあり、寂しくもなって感情をゆさぶられるのです。

「わかってもらえない！」と感情をゆさぶられた時は**「不安で相手とつながっている」**という暗示が効きます。「不安で相手とつながっている！」と唱えてみると、「あれ？　頭の中が静かになった！」という感じになります。

「わかってもらえない！」という考えは「こんなにあなたや家族（会社でもよし）のために一生懸命に考えているのに！」とか「こんなに一生懸命に努力をしているのに！」という時に湧いてきます。

じつは、この〝一生懸命〟が相手の感情を不安でゆさぶってしまうことがあるのです。相手の中では**「こんなに一生懸命にやってもらう価値がない存在だから、相手が自分の本当の価値に気がついてしまったら手のひらを返したように捨てられる」という不安**でゆさぶられてしまいます。

だから、本性を相手に見られて捨てられるよりも、自分がそれを演じて相手から諦めてもらう体《てい》で、感情がないそっけない態度をとってしまいます。

そんな態度の背後にある相手の不安が伝わってきて、私の感情がゆさぶられているだけ。「わかってもらえない！」と感情をゆさぶられたら、それは相手から伝わっている不安なんだ、ということを〝本来の自分〟は知っているので、そこに働きかけることで〝本来の自分〟の姿に戻り、「ゆさぶられていない！」という状態になるのです。

「わかってもらえない！」という時の、もう一つの相手からの〝不安〟は、〝嫉妬〟の元になっている「相手のすばらしさで自分の存在が脅《おびや》かされる〜！」というものです。

単純に言ってしまえば、努力すればするほど相手の嫉妬心を刺激してしまうということです。「私にはこんなことはできない！　私の存在が脅かされる〜！」という不安を与えてしまうんです。

それが相手からのそっけない態度や否定だったりして、私はその背後にある不安を相手から受け取ってしまい「わかってもらえない〜！」と感情をゆさぶられるのです。
そんな時に**「不安で相手とつながっている」**と唱えると「あ！　これって相手の不安じゃない！」と〝本来の自分〟がちゃんと仕分けをするので「私は不安を感じていない！」となって「感情をゆさぶられなくなった」と思えるのです。

ある男性は「同僚に比べて自分は上司からきちんと評価されていない！」ということで悩んでいました。

同僚は、能力が高いのかもしれないけれど、そこそこの努力で上司から認められて評価され、昇給をしています。でも、自分はまったく認められず、しかも雑用ばかり任されていますから、ますます仕事が遅くなってきちんとした評価が受けられません。

ある時、「この仕事は一生懸命にやったから、他の人のように上司から認めてもらえるだろう！」と自信を持っていたのに、上司は「あ、そう」とだけ。

いつもだったら、めちゃくちゃチェックしてダメ出しを散々する上司に、さっと目を通しただけで「あ、そう」ですまされてしまって「わかってもらえない～！」と感情をゆさぶられた時、彼は**「不安で相手とつながっている」**と心の中で何度か唱えてみました。

すると「あれ？　いつもの〝自分ばっかり！〟という不快な感覚がない！」と、まるで静かな個室にいる時のような感覚になり、ちょっとびっくり。

静かになった心でふっと、**「あ！　自分が仕事をする時、上司に相談しないから上司が不安になっていたんだ！」**ということに気がつきます。たしかに自分は上司に対して、同僚のようにおだてて持ち上げたり、お伺いを立てたりすることをほとんどしてきませんでした。

「自分のことを上司と認めていない怖いやつ」という上司の不安が伝わってきて、それを受け取ることで、こちらが不安になって「わかってもらえない！」というふうに感情をゆさぶられていたんだ、ということが見えてきたのです。

「不安で相手とつながっている」と唱えたら、自然と上司に仕事のことで質問することができて、上司も質問されるとなんだかうれしそう。これまで「忙しいから上司に質問したら迷惑かな？」と思っていたのが間違いだったんだ〜！　と見えるようになってくるから面白いのです。

〝暗示の言葉〟を使って〝本来の自分〟に戻り、世界を見てみると、感情をゆさぶられなくなり、さわやかな気持ちで仕事ができます。

人前で緊張してしまう時は、「緊張の遮断」と唱える

みんなが仲間同士で話をしている時に「緊張して話の中に入っていけない！」と感情をゆさぶられることがあります。

自分が会話の中に入っていったら、**みんなの楽しそうな雰囲気をぶち壊して、場の空気をしらけさせるような感じになってしまう**から。

そんな私が仲間の中に入ったら、あんなに盛り上がっていた会話がいつの間にか「し〜ん」と恐怖の沈黙に変わり、「私のせいだ〜！」「みんなから嫌われちゃう〜！」と感情をますますゆさぶられてしまうんです。

そんな時に**「緊張の遮断」**と唱えると、「あれ？　自分がいても場の空気がしらけないぞ！」となります。いつもだったら「みんなの中に入ったら緊張する〜！」と思って、入った際の緊張がどんどん高まって、沈黙を引き起こしていたのに、**「緊張の遮断」**と唱えることでそれがなくなるのです。

みんなの中にいても緊張が高まらないどころか、緊張がいつの間にか減っていって、みんなとの会話に自然と参加できるようになるのです。

これは「緊張している人がそばにいると緊張してしまう」という〝暗示〟に対して有効です。たしかに、普段の生活で、近くに緊張している人がいるとそれが伝わってきて、自分まで緊張するという場合があります。

でも、**ほとんどの人は「あ！　緊張している人から伝わってきている緊張だ！」などという認識はありません**。でも、〝本来の自分〟だけは「この緊張は他の人から伝わってきている緊張だ！」ということがわかるんです。

「緊張の遮断！」と唱えた時に〝本来の自分〟が「あ！　この緊張は相手から伝わってきているもの！」と仕分けをしてくれるようになります。〝本来の自分〟に仕分けしてもらうと「自分の緊張はほとんどなかった！」ということがわかるので、「緊張が消えていく〜！」となるのです。

ある女性が職場での話し合いの場面で緊張のあまり、議題とは関係のない話をしてしまって、場の空気を凍りつかせてしまいました。

しかも「またあの人、変なことを言っているよ！」という空気がバリバリに伝わってきてしまうので、ますます緊張してさらに発言がおかしくなって「仕事ができない人」扱いを受け、感情をゆさぶられてしまいました。

そんな女性が話し合いの前に**「緊張の遮断！」**と唱えてみました。**唱えれば唱えるほどたしかに緊張が遮断されていく感じがありました。**自分の周りにバリアができていくような感じがして、自分の緊張のダメージが上がらなくなります。

考えてしまっていると、ますます両親の怒りはエスカレートしていきます。

私が不安になればなるほど両親の怒りがエスカレートしていったので、「私が思ったことが現実になってしまう〜！」と恐怖で感情をゆさぶられるのですが、最悪なことしか頭に浮かんでこなくて、それがどんどん現実と化してしまうのでした。

今考えてみたら、子どもの私が怪しい催眠術師のように両親に向かって「あなたたちの怒りはどんどんエスカレートしていく〜！」なんて具合に暗示をかけていたのかな？　と思うんです。

だったら、逆の暗示を入れて周りの人の怒りを鎮《しず》めてしまい、感情をゆさぶられなくする方法があります。

それが「みんなの心が穏やかになる」という〝暗示の言葉〟です。

人の中に入った時に「緊張しちゃう！」と思えば思うほど、それが、周りの人に〝暗示〟として伝わり「この人といると緊張する！」となってしまうのです。

「緊張する！　緊張する！」と自分で思えば思うほど相手に〝暗示〟をかけるこ

となるので、相手の緊張も増し、それが相手から自分に増幅されて返ってきてしまうことで感情をゆさぶられてしまうのです。

そこで「みんなの心が穏やかになる！」という暗示に変えてしまいます。

ある女性は、スーパーで買い物をするのが苦手で困っていました。レジの列に並んでいる時にどんどん緊張してきて、店員さんの前に立った時には「このイライラして態度の悪い店員さん、苦手！」と緊張のあまり苦しくなるので、「レジに並ぶのがものすごく嫌！」となっていたのです。

そんな女性が**「みんなの心が穏やかになる」**の暗示をレジに並ぶ前から心の中で唱えて試してみます。

唱える前は「こんなの唱えたって私の緊張は変わらない！」と思っていましたが、「みんなの心が穏やかになる」と頭の中で唱えていると「あれ？　並んでいる人がいつものようにイライラしていない！」と思えてきます。

レジのところで小銭を財布の底からさらって払おうとしている人をみんなが温

かい目で見ているように思えてしまったのです。

「みんなの心が穏やかになる」と唱えていると、並んでいる前の人との距離も後ろの人との距離も不快ではなくて、ふと後ろの人と目が合った時に会釈《えしゃく》をして微笑みかけます。

すると、後ろの人が「あら！　私も牛肉安かったから買ったのよ！　お得よね！」と声をかけてくれたのがとってもうれしくなって、「はい！」とうなずきます。

そして、自分の番になった時に、いつもだったらつっけんどんに対応するレジ係のお姉さんが「いつもありがとうございます」と優しく声をかけてくれたのです。「あれ？　いつもこんなふうに言ってくれていたんだっけ？」とわからなくなるのですが、いつの間にか、レジに並ぶのが怖くなくなっていたのです。

ある男性は、仕事から疲れて帰ってきて「家に帰ってゆっくり休みたい！」と思っていても、家の中はジャカジャカして気が休まらないことを知っていました。

奥さんが子どもに「なんでダラダラと食事をするの！」と怒鳴りつけて、「なんでいつも宿題をちゃんとやらないの、食事の前に！」と怒っています。

それを聞いていると「もう、かんべんしてくれよ〜！　家にいる時ぐらい平和に過ごさせてくれ〜！」と思うのですが、奥さんの怒鳴り声がその願いを打ち砕きます。

その声にイライラすればするほど、子どもはぐずって宿題をやらなくなるし、「あんたが甘やかすからいけないのよ！」と怒りの矛先《ほこさき》がこちらへと向かってきて、「こっちだって会社で疲れて帰ってきているんだから！」と返すと、奥さんは「何よ！　私が家でなんにもしていないみたいな言い方しないでよね！」と怒鳴り出します。

そして、いつの間にか夫婦喧嘩になって、早く風呂に入って布団で休みたいのに、いつまでたっても寝ることができずに感情をゆさぶられてしまうんです。

そんな男性が**「みんなの心が穏やかになる」**と家に入る前から唱えてみます。

フッと「こんな呪文《じゅもん》であのかみさんが変わるわけがない」と思いそうになった

ら、それが暗示になってしまうかも！　と思い、「みんなの心が穏やかになる」と唱えてそれを打ち消します。

　すると、家に入った途端に、子どもたちがいつもと違った目で男性を見つめます。「お！　この子たち私のことを味方だと思ってくれている」と子どもたちの目を見た瞬間に伝わってきた感覚からそんなことを思います。「みんなの心が穏やかになる」と唱えていると、妻の怒鳴り声が響きません。

　食卓に座って食事をしていると、子どもが時折、黙って男性の顔を見上げて、目で何かを確認して静かに食事をしています。

　普段だったら、食事をしていても子どもたちの問題事を男性に話していた妻も、子どもたちをにこやかに観察しながらゆっくり食事をしているではありませんか。

　「みんなの心が穏やかになる」と唱えていると、食事を終えてソファーでゆったり座っている横に子どもたちが寄り添って座ってきて、それを妻が食器を片付けながら微笑んで見ています。

「これが私が求めていた風景」とフッと涙が出そうになってしまい、「みんなの心が穏やかになる」と再び唱えるのでした。

人間関係にストレスを感じたら、「人は無意識に協力している」と唱える

ある方は職場でものすごくストレスを感じてしまい、すぐに疲れが溜まって「もう、こんな仕事、嫌だ！」と感情をゆさぶられてしまうのだそうです。

「自分がやりたいことを仕事にしているわけではなくて、生活の糧《かて》のためにやっているわけだから、疲れてもしょうがない」と思っているのですが、この先、このストレスに耐え続ける自信がまったく持てませんでした。

これは感情をゆさぶられる人の特徴で、**「あの人は私が仕事をできないと思っ**

ている」とか**「この人は、私が面倒くさい喋《しゃべ》り方をするから嫌っている」**というように、人からの批判ばかりを想像してしまい、「味方が誰もいないから1人で頑張らなきゃ！」と仕事を抱えてしまうため、疲れてしまうのです。

そんな人が**「人は無意識に協力している」**と唱えると「1人でやらなければ！」という〝暗示〟から解放されて、1人で仕事を抱えることがなくなります。

仕事を1人で抱えなくなると、職場の人間関係も変わっていき、職場の人が自分に対して否定的に思っているなどと想像しなくなります。すると、感情をゆさぶられなくなり、自由に生きられるようになるのです。

ある女性は、職場の上司が嫌で仕方がなくて、仕事に行くのが苦痛になっていました。上司は自分に対して「仕事ができないくせに偉そうなことを言っている！」とか「女性だから責任感が足りない」なんてことを思っていると想像してしまいます。そんな上司に「私もできるんだ！」とわからせてやりたくて、一生懸命に仕事をやるのですが、すぐに疲れてしまい、集中力が続きません。

疲れからミスを連発して「やっぱり仕事ができないダメなやつ!」と上司から見下されて、どんどん下の立場へと引きずり下ろされるのがわかっているから、感情をゆさぶられるんです。

そんな女性が**「人は無意識に協力している」**と通勤電車の中から唱え始めます。「仕事に行くのが嫌だな!」と思ったらそれを唱えてみるのです。

すると、いつもの通勤電車から眺める風景がちょっと違って見えてきます。そして、会社に到着したら「人は無意識に協力している」と唱えることを連発してみます。唱えれば唱えるほど心の中が静かになっていって、仕事に集中できます。

集中できるというよりも、考えずにただひたすら淡々と仕事をこなしていて「あれ? ちっとも疲れない!」という具合になります。

「なんで、いつもよりも仕事量をこなしているのに疲れないの?」と考えてみました。いつもだったら、書類を書いていると「こんなところの間違いを上司から

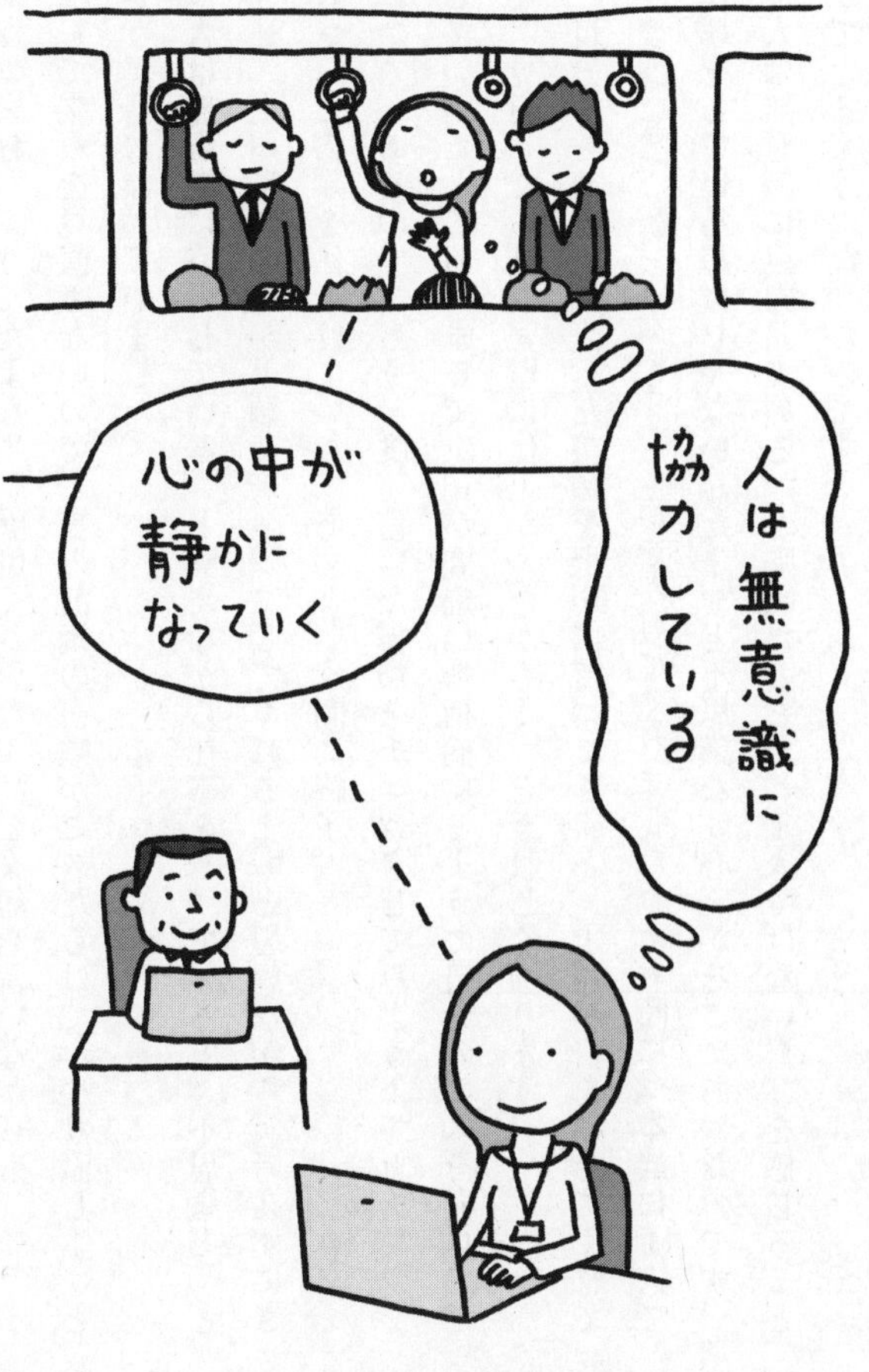
心の中が
静かに
なっていく
人は無意識に
協力している

ツッコまれちゃうんだよな！　面倒くさいな！」と文句を言いながらも、イライラして文章を見直さないので、その前後の書類がミスだらけで「やり直し！」という具合になっていました。

「人は無意識に協力している」と唱えながら仕事をやっていると、不思議と「どうせ、上司や他の人が書類をチェックしてくれる！」と思いながら、考えずにさらさらと書類を仕上げていき、あっという間に終了。

余力があるので「もう一度、書いた書類をチェックしてみよう！」とチェックしていったところ、まるで上司が間違いを指摘するように自分のミスを発見できて「見直したら結構完璧に仕上がったかも！」とうれしくなります。

自分でちゃんと見直した書類を上司に持っていくと、上司が目を通してくれて「よくできてるじゃない！」と声をかけてくれました。その時に**「本当に1人で仕事をしているわけじゃないんだ！」**と不思議な安心感がそこにあったのです。

「人は無意識に協力している」と唱えたことで、1人ではない喜びを感じることができるようになったのです。

ある女性は、電車に乗るとものすごく緊張してしまいます。初めのうちは「人に対しての緊張感があるのかな？」と思っていたのですが、その悩みを話していくうちに、「マナーが悪い人などを見ると緊張してしまう」ということがわかってきました。

マナーが悪い人を見ると、「なんであの人は！」とすぐに考えてしまって、感情をゆさぶられて苦しくなってしまいます。そんなことを考えてもどうしようもないのに、つい考えてしまい、そこから考えることがやめられなくなってしまうのです。

そんな女性が電車に乗った時に**「人は無意識に協力している」**と唱えてみます。それを唱えるのと、自分が「なんであの人は！」と考えてしまうことにどのようなつながりがあるのかもわからずに、ただ唱え続けてみます。

すると、ご高齢者が車両に乗ってきて、若い人の前に立ちました。「やっぱり若い子は携帯ばかり見て席を譲らない」と思ってしまいそうになった時に「人は無意識に協力している」と唱えてみると「あれ？　あの子すんなりと席を譲った！」という現象が起きます。

「人は無意識に協力している」と唱えてみると、ご高齢者はうれしそうに感謝をして座り、若者は恥ずかしそうに会釈をして携帯画面へ目を戻します。それを見ていた乗客が若者を尊敬のまなざしで見ています。

「人は無意識に協力している」と唱えてみると、不思議と乗客みんながその場でつながり合って助け合っている気がして、そして以前のようなあの不快な緊張感が消えていったのです。

唱えてみることで、面白い現象を体験することができて安心感を得られたのです。

陰口を言っている人が頭に浮かんできた時は「美の中和」と唱える

直接的に不快なことを言ってくるのには対処できるのですが、陰口を耳にしてしまうと、対処できないのでどうしても感情をゆさぶられてしまうものです。

陰口で感情をゆさぶられると、ますますそれが気になってしまい、どんどん陰口がエスカレートしてしまう、ということがあったりするのです。

感情をゆさぶられる人は「陰口が真実で自分が間違ったことをしているのかも？」と相手の言ったことを真に受けてしまうので、「感情をゆさぶられて苦しくなる！」となってしまうんです。

陰口を聞いてしまい感情をゆさぶられたら**「美の中和」**と唱えてみましょう。

すると「あれ？　気にならなくなった！」と変わります。

「美の中和」という〝暗示の言葉〟は感情をゆさぶられてしまう人の**「美しくなければいけない」という〝暗示〟を中和してくれます。**

感情をゆさぶられてしまう人には、言葉遣い、所作《しょさ》、そして容姿などを美しくせねば、という暗示が入っています。陰口を叩く人は、その相手に〝嫉妬〟しているから、言わずにはいられなくなってしまうのです。

感情をゆさぶられてしまう人の「美しくなければいけない」という〝暗示〟の〝美しさ〟に嫉妬して、「醜くしたい！」と思うから陰口を使って外堀を埋めていこうとしてしまうのです。

その醜い〝嫉妬〟を真に受けて「もっと自分を正しく美しくしなければ！」と思えば思うほど〝嫉妬〟の炎は燃え上がり、「陰口が止まらな〜い！」という悪循環に陥ってしまうのです。

ある女性は派遣先の職場で「なに、あの人。いつも社員さんよりも遅く来て」という声を耳にしました。

「え？　私のことを言っているの？」と一瞬あっけにとられてしまいます。だって、派遣社員だから、社員さんよりも先に来たらダメでしょ！　と思っていたから。そんなに気になるのだったら直接言ってくれればいいのに、と不快な気分で感情をゆさぶられます。

そうしていると、「あの子、なんであんな汚い靴を履《は》いてるのかしらね」というこそこそ声が聞こえてきます。え？　たしかにお金がなくて靴を買えずにいますが、接客と関係のない事務なのにそれがどうして仕事と関係あるの？　と頭の中でイライラッとします。

でも、勘違いだったら恥ずかしいし、と何も言えなくなってしまいます。そんなことで感情をゆさぶられていたら、仕事に集中できずにミスして上司から怒られてしまいました。するとまた、こそこそ声が聞こえてきて「この職場、嫌だ～！」となってしまいます。

そんな女性が**「美の中和」**と唱えてみます。

すると頭の中が静かになって目の前の仕事をきちんとこなすことができるよう

になりました。「あの子のストッキング、伝線してない？」という陰口が聞こえたら、「美の中和」と唱えていると、「なんで私よりも若くて足がきれいなの！」とその**陰口の裏にあるメッセージがちゃんとわかるようになります**。

「なんだ！　ただ、私の若さに嫉妬しているだけじゃん！」と「美の中和」と唱えて陰口を聞くのが楽しくなってきます。

こそこそと「なんであの子いつも先に帰っちゃうんだろうね！」と聞こえて〝不快〟を感じたら、**「美の中和」**と唱え続けてみると「私たちと一緒に飲みに行ってほしいのに！」という裏のメッセージがちゃんと聞き取れるようになります。

けれども、「仕事以外で付き合うのは嫌だもんね！」とばかりに、さっさと帰ってしまい、気を使うことはしません。

さらに「美の中和」と唱え続けていたら、やがて陰口はなくなり、自分の仕事を淡々とこなしているうちに、上司からは「うちの社員にならない？」と言われるようになりました。

「美の中和」と唱えてみると、その上司の下心が伝わってきたので「ありがたくお気持ちだけをちょうだいしておきます！」とにこやかにその場から去っていけるようになったのでした。

「嫌だな～！」と思う人が浮かんだ時には「この不快感を○○さんに還元」と唱える

感情をゆさぶられる人は「あ～！　疲れた！」とリラックスしようとした時に突然不快な人のことが頭に浮かんできて、嫌なことを思い出し、「感情をゆさぶられてしまう！」となってしまうことがあります。

職場から離れている電車の中でも突然、不快な同僚のことが思い出されて嫌な気分になったり、食事をしようとファミレスに入って定食が来るのを待っている時に、嫌なあの人の一言が思い出されて、「今からおいしく食事をしようと思っていたのに〜!」とムカついて感情をゆさぶられてしまうのです。

「これからリラックスしてエネルギーを充電しよう!」という時に邪魔されるような感じで不快な人が浮かぶので、余計にムカついてしまい、「感情をゆさぶられてしまう!」となります。おいしく食べよう、と思っている時に出てくるので「おいしく食べられないじゃないか!」と感情をゆさぶられて、ますます惨めな気持ちになってしまうのです。

そんな時に**「この不快感を○○さんに還元」**と唱えます。**「浮かんで不快になった相手に不快感をお返しする」という意味の〝暗示〟の言葉**です。

感情をゆさぶられる人には「自分ばっかり嫌な目に遭う」という〝暗示〟が入っています。周りの人は幸せで、その幸せのしわ寄せが自分のところにやってきている、という種類の〝暗示〟です。

自分がみんなの不幸を引き受けているから、みんなが自由で幸せになれている、という〝暗示〟が、心の奥深いところで効いてしまっていて、リラックスしたり、楽しもう、と心に余白ができると、そこに他人のストレスを入れてしまいます。

だから、不快な人のことや、不快な出来事が浮かんでくるのです。

「この不快感を○○さんに還元」と唱えることで、「他人の不幸を引き受ける暗示」を打ち消します。

ある看護師さんが夜勤明けで「さあ！　今日はゆっくりしよう！」と思って家に帰ってくると、突然、同僚の看護師Aさんから「あなたって、あの先生のことが好きなんでしょ！　でも、あの先生にはパートナーがいるみたいよ！」と余計なことを言われたことが浮かんできてしまいました。

すると、芋《いも》づる式に動揺して仕事で失敗をして、先生からにらまれて「先生に嫌われたかもしれない」という嫌な記憶が次々と出てきてしまいます。

「なんで私ばっかり職場で嫌な扱いを受けるんだろう？」と悲しくなってきてしまいます。せっかく自由な時間を楽しもう、と思っていたのに、どんどん不快な気分にまみれていってしまうのです。

そんな時に**「この不快感をAさんに還元」**と唱えてみます。

「こんなことで不快感が消えるの？」と思いながらも「まあ、やるだけやってみよう！」と思って唱えてみたら「スーッ！」と嫌な気持ちが消えていきます。なにこれ？　さっきまでの不快感がどんどん消えてなくなっていく！　と気分が軽くなっていきます。

同時に「あれ、Aさんに返しちゃって大丈夫かな？」と考えてしまう自分がちょっと滑稽にすら思えてくるんです。「Aさんのものだから Aさんにお返しすれば大丈夫か！」とすっかり気分が軽くなって自由な時間を楽しめるのでした。

他人から不快感が飛んできたら「この不快感をオリジナルに還元」とつぶやく

不快な人を思い出して嫌な気分になったら、「この不快感はあの人のもの！」だから「相手に返してしまいましょ！」と〝暗示の言葉〟を唱えます。

すると「なかなか消えないかも！」と思っていた不快感が、あっという間に消えてしまうから不思議です。

ブッダが〝無〟と言っていたように、本当は、人間は〝無〟で何もないはずなのに、周りの人から「あんたは怒っている」とか「あんたは不機嫌」などの〝暗示〟によって感情を作り出されてしまうのです。

もともと〝無〟であって何も感じていないのに、他人によって感情を作られてしまうので、自分ではどうすることもできなくなり感情にゆさぶられてしまう、と考えてみると面白くなってきます。

もともと〝無〟で何もないのだったら、自分の頭の中で考えていることも、もしかしたら自分のものではないのかも？　と考えてみると、感情をゆさぶられることがなくなります。

たとえば、お客様と接していて「この人、私のことを下に見ている！　ムカつく！」なんて思ってしまったら、「お客様に対してそんな失礼なことを思ってはいけない！」と自分の中で葛藤が生じます。

するとお客様のBIGな態度がますます横柄《おうへい》になって、自分の中で「この人、絶対に私のことを馬鹿にしている！」という怒りが湧き、感情をゆさぶられてしまいます。

こんな時に**「この不快感をオリジナルに還元」**と心の中で唱えてしまうと、「馬鹿にされている！」という怒りがすっと消えて楽になり、お客様との関係もガラリと変わります。

感情をゆさぶられてしまう人は「相手の期待通りに演じなければいけない！」という〝暗示〟が強烈に入っています。ですから、いつも人の気持ちを考えて気を使って、知らず知らずのうちに相手の求めている役割を演じさせられてしまうんです。

そこで、「この不快感をオリジナルに還元」と唱えると、**〝本来の自分〟**に働きかけ、**「本来は〝無〟であるからこの感覚は私のものではない！」**と役割を下り

ることができてしまいます。

こちらが〝無〟に戻って「馬鹿にされる役」を下りてしまえば、相手も「馬鹿にする役」を演じ続けられなくなるので、自動的に相手の態度も変わるのです。

そして、何よりも、相手に「馬鹿にされる役」を勝手に演じさせられて「こんなの私じゃな〜い！」と感情をゆさぶられることがなくなるのです。


ある女性は近所の人の噂話で感情をゆさぶられていました。近所の親切な人が「あの奥さんがあんたのゴミの出し方が変！　って文句言ってたわよ！」と教えてくれたのです。

「なに！　人の家のゴミまで監視しているの！」と怒りと気味の悪さで感情をゆさぶられます。きちんと仕分けしているはずなのに、今度は「ゴミを出す時間が！」と文句を言っていたことを聞かされて辟易します。

そんな時に**「この不快感をオリジナルに還元」**と唱えてみると、それまで「監視されてダメ出しをされている感じが嫌〜！」と怒りに満ちていたのがスーッと

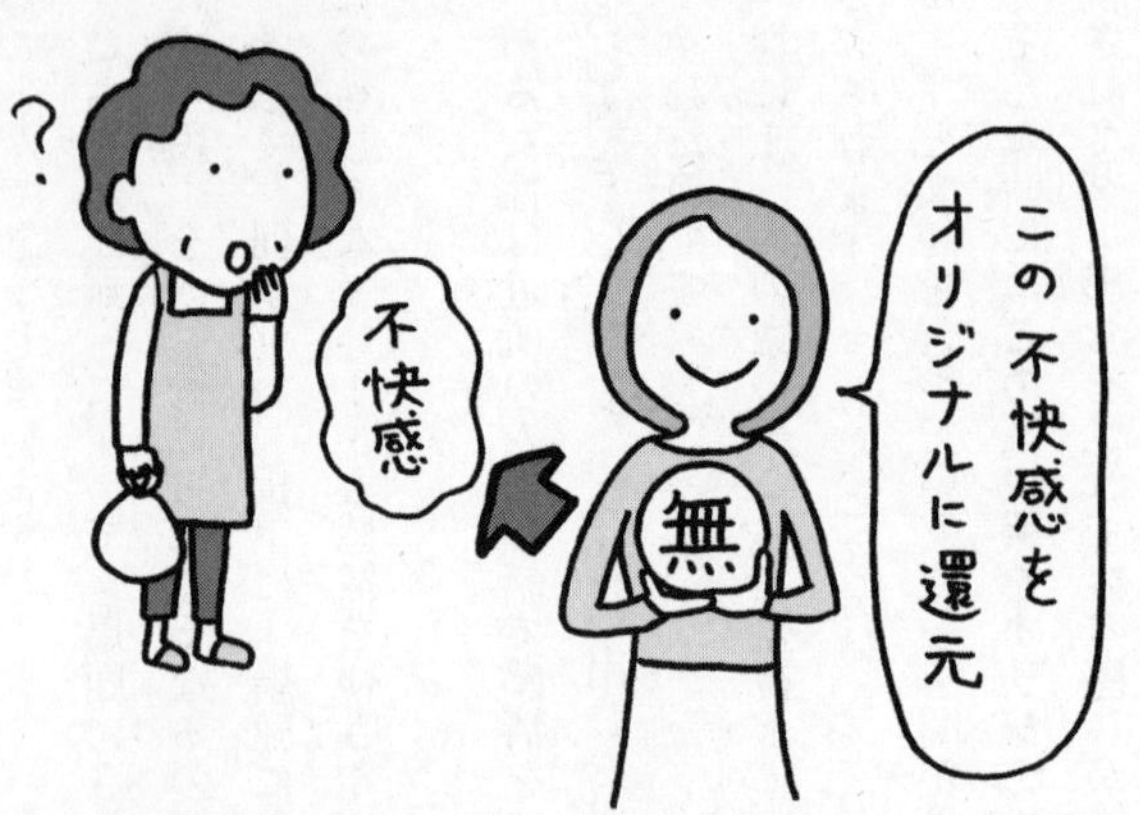

消えて「あ！　どうでもいいかも！」と思えてきます。

そして、「これってあの親切なおばちゃんに踊らされていたのかも？」と思えてきて、「あのおばちゃんめ〜！」と新たな怒りが湧いてきます。

でも、そんな怒りに感情をゆさぶられていたら時間がもったいないので、「この不快感をオリジナルに還元」と唱えてしまうと、すっと消えて「どうでもいいかも！」と思えるから面白くなります。

そして、私を監視している、と思っていた方に「おはようございます！」

と軽い気持ちであいさつをしたら、それまでとは違って、にこやかに話しかけてくれるようになりました。さらに、噂好きの優しいおばちゃんの文句を聞かされます。「あ〜！　私ってこの人たちの駒《こま》になっていたのね！」と見えてくるから面白いんです。

そんな話を聞きながらも「何も感じない喜び」を感じていたのでした。

周りから不安や恐怖が伝わってきたら「幻想からの解放」とつぶやく

こうして唱えてみて、演じさせられていた役割から降板することができ、「なんにも感じていない！」という状態に戻れてしまうと、ブッダが悟りを開いた時もこんな感じだったのかと思えてきます。

煩悩《ぼんのう》の化身のマーラは、ブッダが悟りを開いたら煩悩から解放されて自分が必要なくなるから、瞑想《めいそう》の邪魔をしました。

美しい女性を送って誘惑したり、怪物たちに襲わせたり、岩石やありとあらゆる武器を降らせたり、暗闇で覆《おお》ったりしましたがブッダは動じず、最後はマーラ自身が円盤を振りかざして向かっていくものの、円盤は花輪となってマーラは敗北を認め、ブッダは悟りを開きます。

感情をゆさぶられている時って、まさにマーラがブッダに幻想を見せている状態と同じじゃない！　と思ったりするんです。

「近所の人から嫌われて自分が孤立しちゃう〜！」と不安で感情をゆさぶられていても、**「この不快感をオリジナルに還元」**と唱えてみると「なんだ！　これって親切なおばちゃんから入れられていただけじゃん！」ということになります。

そうなると、感情をゆさぶられてしまう人は、本当は静かな心で生きることができる〝悟り〟みたいな状態に近い人なのかもしれません。だから、マーラが幻想を見せて「静かな心なんかで生きないで！　感情をゆさぶられて生きようぜ！」と精一杯邪魔しているのかも～！　と考えてみることで楽しくなってきます。

こうやって感情をしょっちゅうゆさぶられてしまうのは、静かな心に近いからなんだ～！　と思ってみると、面白くなってきます。

ある女性が旦那から「あんたはお金を使いすぎだ！　この先老後の資金はどうするんだ！」と言われたとすると、彼女は「この先もずっとこの人と一緒に暮らさなければいけないなんて～！」と目の前が真っ暗になってしまうでしょう。

お金のことを毎日のように愚痴られて、楽しいこともできず、そして老いていく夫のために食事を作る奴隷のような生活が目の前に展開していき、息苦しくなって「嫌～！」となりながらも「ここから抜け出すことができない～！」という悪夢によって感情をゆさぶられてしまうんです。

そんな時に女性が**「幻想からの解放」**と唱えてみると、老後にまで展開していた悪夢がすっと消え去り、自分1人がここにいるような感覚になって心穏やかになります。

「幻想からの解放」と唱えてみると、**不快な旦那の存在自体も幻想かも？**と思**えてきて「私は1人で生きる喜びを感じることができるかも？」**と穏やかな気持**ちになった**のです。

幻想から解放されてみると、「こんな旦那じゃ嫌〜！」と不快に思えば思うほど旦那に執着させられ、考えてしまうのは旦那のことばかりになっていて、ちっとも自分自身の感覚に目を向けられなくなっていたことに気づきます。

その旦那に対する不快感さえも幻想となった時に、旦那のことを考える必要がなくなります。〝本来の自分〟の中にある心の静けさに触れることができ、〝安心感〟に包まれることができたのです。幻想から解放されてみると面白いんです。

ある女性は「このまま結婚しなければ、誰からも相手にされず老いていって貧困のまま孤独死してしまう」という不安に駆られて、結婚相手を探さなきゃ！と焦って感情をゆさぶられるといいます。

ところが、世の男性を見ると、「この人と生きていくのは嫌〜！」とその人の面倒を見たり、一緒に生活をすることを考えるだけでも吐き気がしてきて、「私には絶対に無理！」となってしまうそうです。

それでも、結婚しなければ1人で居続けるしかなくなるので「どうしたらいいの〜！」と感情をゆさぶられ続けてしまっていました。

そんな不安な状況が浮かんだ時、**「幻想からの解放」**と頭の中で何度か唱えてみました。すると、「あれ？　1人って悪くないかも！」と思えてきました。

「え？　結婚しなくていいの？」という不安が出てきたら、「幻想からの解放」と唱えてみると「あ〜！　結婚するもしないも私がコントロールしたいことじゃないんだ〜！」と思えてくるから不思議なんです。

「幻想からの解放」と唱えていると、「あ！　この〝結婚できない孤独な人間〟の幻想を私に入れていたのは母だったんだ！」ということに気がつきました。

母の愛を感じつつも「幻想からの解放」と唱えて、その母の愛の幻想からも解放されていくことで、静かに時の流れに身を任せている自分自身がそこにいます。

するとそれまで一切出会うことがなかった素敵な男性が近づいてきました。「この人と結婚するの？　どうなの？」と感情をゆさぶられそうになったら、「幻想からの解放」と唱えてみると、心は穏やかになって**「結婚するもしないもすべて流れのまま！」とその流れをゆったりとした気持ちで眺めている自分がそこにいた**のです。

不安な気持ちで、感情をゆさぶられた時に「幻想からの解放」と唱えていくと、幻想から解放されて〝本来の自分〟の姿に戻っていきます。〝本来の自分〟は心静かで豊かな存在だったのです。

ごちゃごちゃ考えて感情がゆさぶられたら「自分が本当に感じていること」とつぶやく

他人によって演じさせられていた役割から下りたり、見せられていた幻想の世界が解けて〝本来の自分〟に戻ってみると、「何も感じていない喜び」を感じることができるようになります。

過去のことを考えてしまうのも、先のことを考えてしまうのも、そして他人の気持ちを考えてしまうのも、すべて〝本来の自分〟の感覚ではないんだ！　ということがわかるようになります。

それがわかっても、日々の生活の中で感情がゆさぶられることがあります。

ブッダやイエスのように荒野に出ていき、人と接触をしなければそのようなことはなくなるのかもしれません。

でも、日々、通勤電車に乗ったり、会社に行って仕事をしたり、家に帰って家族と過ごす、なんてことをしていると、常に人の感覚にさらされてしまいます。

そして、いつの間にか「元の感情をゆさぶられる自分に戻ってしまっている〜！」と感情をゆさぶられます。

「ほら！　そんなに偉そうなことを言ったってすぐに戻ってしまうじゃない！」

とマーラが微笑みます。

「いやいや！　マーラよ！　そうは問屋が卸《おろ》しませんよ！」

そんな時は**「自分が本当に感じていること」**と唱えましょう。

すると、感情をゆさぶられているのは周りの人であって自分じゃない！　ということが感じられるようになります。「自分が本当に感じていること」と唱えてみると、そこには〝静けさ〟がどこまでも広がっています。

周りの人たちが感情をゆさぶられていればゆさぶられているほど、〝本来の自分〟の静けさは深まっていくのです。なぜなら、この静けさは誰のものでもなくて、自分だけのものだから。

ある男性は、さまざまな自己啓発セミナーに参加したり、瞑想を熱心にやっても「また感情をゆさぶられている！」となってしまいました。

セミナーに参加している時や、みんなで瞑想をしている時は「一体感があるかも〜!」と喜びを感じられるのですが、自宅に戻って家族と接してしまうと、だんだんと薄汚れた感覚に戻っていってしまい、仕事をしているうちにすっかり元の状態に戻り、再び「セミナーを受けなければ」ということを繰り返していました。

そこで、職場の人間関係で「嫌だな〜!」と不快感で感情をゆさぶられた時に、男性は**「自分が本当に感じていること」**と唱えてみました。

何度か唱えていると、あの瞑想の時に感じた静けさを感じられるではありませんか!「え〜!　静けさって外にあるものじゃないんだ〜!」と不思議な体験をします。

セミナーに参加したり、瞑想の指導をしてもらったりして、静けさは分け与えてもらうものだとばかり思っていたのに、これって元から自分の中にあるものだったんだ!　と思ったらおかしくなってきました。

「自分が本当に感じていること」と唱えていると、たしかにそこには静けさが広がっていて、欲も野望も不安も一切存在していなかったんです。

周りの人が右往左往《うおうさおう》している時にこそ、自分の中にだけ静けさが広がっていた、というのがとても素敵なことなんだな、と思えて、「自分が本当に感じていること」を唱えることがやめられなくなったのです。そう、いつでも〝本来の自分〟の姿で生きていたい、と思えるようになったのです。そして、その姿はいつの間にか光り輝いていたのです。

〝静けさ〟という光に包まれて。

〝静けさ〟は暗闇ではなく、静けさにこそ光が存在していたのです。

感情をゆさぶられることから解放されていくと、そんな素敵な世界が広がっていたのです。

感情をゆさぶられてしまう人こそ最も光に近い人、今ではそんなことが感じられるのでした。

文庫版あとがき

科学は日々進化しています。昔、常識だったことが「え！　そうじゃなかったの！」ということが証明されてびっくり。

最近、びっくりしたのですが、「火事場のバカ力」が出るのは、副腎《ふくじん》から出るホルモンのアドレナリンが原因である、と私は学生時代に教わっていました。でも、最新の研究では「骨から分泌されるオステオカルシンが火事場のバカ力の原因」という説が出てきて、「え〜！」となってしまいました。

「骨から出ようが、副腎から出ようが関係ないじゃない！」と普通だったら思うかもしれません。でも「疲れが取れない」とか「集中力が続かない」などの副腎疲労症候群のことを考えると、「いつも緊張して火事場のバカ力を出しているから副腎に影響が出てしまった」という常識を考え直さなければいけない。これまで自分が信じていたことを捨てて、新しい常識で生きる、ということが必要になるんです。

まあ、昔からそうですよね。「地球は平《たい》ら」というのが「地球は丸い」という新常識で人々は初めのうちは混乱しても、そのうち古い説を捨てて新しい常識で生きていく。

私がやっている心理学のカウンセリングでも、260時間カウンセリングをすると自動的に「バージョンアップが起きて、新常識が見えてくる」になります。新しい常識が見えてきた時に「あ！　こんな常識があったんだ！」と新しい世界が目の前に広がって、それまで不可能だったことが可能になったりするんです。

ですから、この『小さなことで感情をゆさぶられるあなたへ』が文庫本になる、と言われて「あとがきを書いてください」とお知らせが来た時に、「大丈夫か？」となったのは「前に書いていた常識はもう古いから使えないのでは？」と思ってしまったから。もう一度、この本を読んでみたら「あれ？　いいこと書いてあるじゃん！」と驚きました。

最近、同級生の父親がちょっと認知症が入っているみたいで、過去のラグビーの試合の録画を観《み》ては、まるで初めて観たみたいに「この試合はいい試合だね〜」と息子に言って、息子は複雑な気分になる、という話を聞きました。私も、その同級生のお父さんじゃないけど、まるで初めて読んだ本のように「オー！」と楽しみながら読んでいて「この本はいい本だね〜」と思わず言っていた。

「私は大丈夫か？」と自分の記憶力を疑いたくなったのですが、感心した理由はそこではありませんでした。カウンセリングを260時間重ねるごとにバージョンアップをし続けて、「新しい常識が見えてきた」となっている私がこの本を読んだ時に、「今、私がバージョンアップを経て気がついている常識って、ここに繋《つな》がっているんだ！」ということがわかったから。

私の今のトレンドは「内省」です。内省って「反省」とは違って「自分が他人に隠しておきたい恥ずかしい部分を認めちゃいなよ！」ということ。たとえば今、私がここで内省をすると、偉そうにバージョンアップとか書いているけど「本当は何も理解できていないし、無知なアホであることを認めます」となります。

「理解力がなくて、無知なアホ」ということを周りの人から知られたくなくて、「私は人前で緊張しちゃう」となっていました。なぜなら、緊張していないと「理解力がなくて無知なアホ」が暴かれてしまうから。だから、人と会話をする時に「この人に私の本性がバレたらどうしよう」と心の奥底で怯《おび》えていて、「バレないように横柄《おうへい》な態度をとっちゃおう」と自動的に他人から知られたくない部分を隠すために、自分のキャラクターを他人のために作り上げてしまっていました。

でも、「他人に隠しておきたくて、自分でも見たくない自分の恥ずかしくて醜い部分を認めます」と内省した時に、「あ！　自分が人生の主役になれた！」という感覚に初めてなれたんです。

内省するまでは、老いた両親から「どのように私は思われるのか？」ということを意識して自分を作ってきてしまっていました。だから、自分が主役じゃなくて、母親や父親が主役になっていました。

この本を読むと、「あ！　主役じゃないからゆさぶられていたんだ！」ということがわかり、この本が人生の主役になる助けをしてくれます。人生の主役は私で、周りにいる人たちは「みんな私の人生のドラマを盛り立ててくれる脇役」と思えてきます。脇役のために主役が演じる必要がなくて、主役はあるがままの自分でいい。読んでいて、そんな気持ちになってくるんです。「内省」なんて難しいことをしなくても、この本を読むだけで「あ、自分は人生の主役なんだ」と、主役というものがどんなものかを、私に教えてくれる。

文庫化にあたり読み返してみて「暗示の言葉が多いな〜」というのが正直な感想でした。でも、それも脇役人生から主役に切り替えてくれる暗示の言葉だったんだなと今更ながら気がつきました。

そんな時に、「あ！　この暗示の言葉ってドラマの主人公の決め台詞《ぜりふ》と一緒だ！」と気づいたら笑えてきました。銀行員の主人公がドラマの中で「倍返しだ！」と叫んで、逆境から這《は》い上がってくる。外科医のドラマの主役が「私、絶対に失敗しないので！」と決め台詞を言ってものすごい難易度が高い手術を成功させてしまう。お！　この本に書いてある「暗示の言葉」も主人公の決め台詞と思ってみたら楽しくなってくるんです。

心に残るドラマには、主人公の決め台詞があります。逆に、決め台詞を持つこと自体が主人公の証《あかし》なのかもしれない、と思ってみたら「自分は自分の人生の主人公なんだな」とたくさんの決め台詞に助けられて主役の座を勝ち取ってきた喜びが感じられるんです。

「自分は人生の主人公」と言葉にしてみると恥ずかしくなります。なぜなら、私の中には「理解力がなくて、無知なアホ」という、人には見せたくない部分があるので「こんな私が主人公をやっても大丈夫なんでしょうか？」という気持ちが顔を見せるから。でも、こんな私でもこの本に書いてある決め台詞を使いながら主人公の座を勝ち取ってこられた。

そう、理解力がなくて、無知なアホの主人公が、脇役に支えられて日々成長していく。ピンチの時もたくさんあるけど、そんな時は決め台詞を使って、再び自分が主役である、という自覚を取り戻して伸び伸びと生きていく。すると、これまでの人生を振り返ってみる時に、私は「人に振り回されるばかりの人生だった」というのがいつの間にか書き換えられていて、これまでの人生は「この人生を生きるための布石だった」ということに気がつくんです。

布石とは、この主役の人生を歩むために用意してきたもの。これまで人に振り回されてきた経験が何一つ無駄になっていなくて、この人生のための布石であった、と思えてくるから面白い。

この小さな本を手にしていると、ここに載っている決め台詞を使ってくださった方が、あのドラマの主人公のように決め台詞を使って、素敵な人生の主役になっていく姿が浮かんできます。

そして、その姿は美しく輝いていくんです。

著者紹介
大嶋信頼（おおしま　のぶより）
心理カウンセラー、株式会社インサイト・カウンセリング代表取締役。
米国・私立アズベリー大学心理学部心理学科卒。アルコール依存症専門病院、周愛利田クリニックに勤務する傍ら、東京都精神医学総合研究所の研修生として、また嗜癖問題臨床研究所附属原宿相談室非常勤職員として依存症に関する対応を学ぶ。嗜癖問題臨床研究所附属原宿相談室室長、株式会社アイエフエフ代表取締役として勤務。心的外傷治療にあらたな可能性を感じ、2003年、株式会社インサイト・カウンセリングを立ち上げる。短期療法のFAP療法（Free from Anxiety Program）を開発し、多くの症例を治療している。臨床経験のべ８万6000件。
著書に、『「いつも誰かに振り回される」が一瞬で変わる方法』『「すぐ不安になってしまう」が一瞬で消える方法』（以上、すばる舎）、『「ずるい人」が周りからいなくなる本』（青春出版社）、『いちいち悩まなくなる口ぐせリセット』（大和書房）、『リミットレス！』（飛鳥新社）、『誰もわかってくれない「孤独」がすぐ消える本』『「自己肯定感」が低いあなたが、すぐ変わる方法』（以上、ＰＨＰ研究所）、『見ない、聞かない、反省しない』（青山ライフ出版）、『催眠ガール』（小説、清流出版）、『いつも人のことばかり考えて凹んでしまうあなたが「ま、いっか」と思える本』（永岡書店）等多数。

本書は、2017年８月にＰＨＰ研究所から刊行されたものである。

ＰＨＰ文庫　小さなことで感情をゆさぶられるあなたへ

2020年8月18日　第1版第1刷

著　者　大嶋信頼
発行者　後藤淳一
発行所　株式会社ＰＨＰ研究所
東京本部　〒135-8137　江東区豊洲5-6-52
ＰＨＰ文庫出版部　☎03-3520-9617（編集）
普及部　☎03-3520-9630（販売）
京都本部　〒601-8411　京都市南区西九条北ノ内町11

PHP INTERFACE　https://www.php.co.jp/

組　版　株式会社PHPエディターズ・グループ
印刷所　株式会社光邦
製本所　東京美術紙工協業組合

ISBN978-4-569-90073-5

PHP文庫

無意識さんに任せればうまくいく

大嶋信頼 著

なにかとうまくいかないのは、あなたの勝手な思い込みのせいでは⁉ 無意識の〝自動運転〟に任せるだけで、人生はもっと楽になるはず！